新版彩印·自医系列

养好五脏不生病
内脏运动保健法

张远声　张　冬　张　涛　张庆尧　张钰儿 / 著

U0335451

中国中医药出版社
· 北 京 ·

图书在版编目（CIP）数据

养好五脏不生病·内脏运动保健法 / 张远声等著 . —北京：中国中医药
出版社，2019.8

ISBN 978 – 7 – 5132 – 5135 – 8

Ⅰ . ①养… Ⅱ . ①张… Ⅲ . ①五脏 – 养生（中医） Ⅳ . ① R212

中国版本图书馆 CIP 数据核字（2018）第 167553 号

中国中医药出版社出版

北京经济技术开发区科创十三街 31 号院二区 8 号楼
邮政编码　100176
传真　010–64405750
保定市西城胶印有限公司印刷
各地新华书店经销

开本 710×1000　1/16　印张 7.75　字数 117 千字
2019 年 8 月第 1 版　　2019 年 8 月第 1 次印刷
书号　ISBN 978 – 7 – 5132 – 5135 – 8

定价　49.80 元
网址　www.cptcm.com

社 长 热 线　010–64405720
购 书 热 线　010–89535836
维 权 打 假　010–64405753

微信服务号　zgzyycbs

微商城网址　https://kdt.im/LIdUGr
官 方 微 博　http://e.weibo.com/cptcm
天猫旗舰店网址　https://zgzyycbs.tmall.com

如有印装质量问题请与本社出版部联系（010–64405510）

前　言

自医，是人类针对自身发病根源的自我调整与治疗过程。国家权威媒体有关"医者不自医－医生猝死频发"的报导，客观地讲述了诸多医术精湛的医学专家们由于缺乏自医，而使自身健康状况普遍堪忧，甚至纷纷猝死在医疗岗位上的现象，让民众震惊之余，也使"自医"成为人们热议的话题。

扫码看视频

视频 1

其实，我们的祖先早在几千年前就发现，人类发病根源在于脏腑气血不够通畅，指出"不通则痛"的原理和"生命在于运动"的道理，也矢志不渝地寻求着能够有效疏通脏腑气血的自医方法，却由于忽略了人类自身状态的制约，而一直没有突破性进展。

直立行走颠倒了人类的内脏结构，将内脏上下罗列，让胸腔压迫腹腔，使得失去了支撑的内脏器官，都纷纷堆积并蜷缩在一个不规则的"坛子"形状的腹腔之中，上体的重量如同一块硕大的"压缸石"，将五脏六腑牢牢地压在下面，迫使内脏缩拢在"坛子"之内呈"镶嵌"

扫码看视频

视频 2

状态，难以被外力所左右。人们所采用的许多运动方法，都无法动摇内脏的镶嵌状态，让人类自医屡屡受挫。而且，这种"罐装内脏"模式，营造了一种闷重压抑的腹腔环境，严重阻碍气血畅通，常常使脏腑功能受限、内脏疲惫、免疫力差，不仅会导致诸多内脏健康问题层出不穷，也会掣肘临床医疗，使疾病久治不愈。

研究发现，人们只要将自己的"膈"向上端起来，就如同开启了自身腹腔的解锁密码，使五脏六腑摆脱"镶嵌"状态，有了可以运动起来的空间，

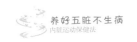

就可望让"膈"带动五脏六腑，从腹腔内部直接运动起来，就可能在腹腔里形成如同翻江倒海般的运动效果。通过这种直接运动内脏的方法，可望改变腹内的压抑状态、改善内脏供血、疏通脏器微循环、促进脏腑功能、化解内脏疲惫、提升脏腑免疫力，有效夯实生命健康基础，摆脱各种不良因素的困扰，给人类内脏健康带来诸多丰厚的正能量，有望使人们内脏更健康、更阳光，让人生更美好。

扫码看视频

视频 3

　　内脏运动方法非常简单、一看就会。虽然有百余种动作方法，只要掌握3~5种适合自己的方法，每次只要运动2~3分钟，就可以用来增强内脏健康，防止内脏早衰，预防各种内脏疾病。如果能掌握十余种，就可以用来尝试着康复相关的内脏疾病。

　　内脏运动保健法，是一种不受任何限制的运动方法；大家无论是坐着、站着、躺着、趴着还是蹲着，都可以做；甚至边走路边运动、边工作边运动。不论男、女、老、少，不论是正常人还是残疾人、卧床病人或生活不能自理者，都可以用来保健自己的内脏器官，用来康复各种相关的内脏疾病，而且没有毒副作用，安全、有效、省时、省钱又方便。

扫码看视频

视频 4

　　肛部别劲使人排便困难，几千年来人类一直采用挤压排便的方法，利用强大的压力将粪便从别劲的肛部挤出去，不仅严重损害内脏健康，也屡屡造成人间悲剧。如今有了内脏运动，人们可以把直肠向上拔提，将别劲部位捋直，使粪便自然滑出体外，这就是我们推荐的"自然排便法"，可以用来替代传统的挤压排便方式。同时，对于养护内脏健康、防范内脏疾病、避免卫生间意外，也具有重要意义。

　　书中如有阐述不当、讲解不清，甚至出现某些错误之处，真诚希望广大读者和医界同仁提出宝贵意见。

张远声

2018 年 10 月

使用说明

1. 动作常用词语

为了阐述需要，将一些词语规范为固定的内涵，在文中反复应用，被人们称为"术语"。只有明了并牢记这些术语内涵，才能全面掌握动作方法与要领。

（1）不要被"术语"拦了路

每个术语在文中出现时，都进行了逐一解释，如果阅读时没有留意，后面遇到这个术语时，自然就会感到茫然，甚至感到这书"太深""太专业"，其实不然。

"术语"是掌握运动技巧的"敲门砖"，不可忽略、不可跨越。大家只有掌握了术语，才能掌握运动技巧、掌握全书。海口市一位读者是某医院的副主任医师，她阅读时，将书上的每一条术语都画上线，并作了标注，还将出现频率高的术语，抄写在专用的笔记本上，可以反复查找使用，不仅保证了阅读效果，对各种运动掌握得也都很准确，值得效仿。

（2）常见词语举例

除了专用术语，还有一些常用词汇，举例如下：

①"尽头处""极限处"——均指将动作做到最大限度，常用于抻法、拔落、纳努等动作。

②骶部——"骶"即骶骨，骶骨位于腰椎的下面、尾椎的上面；"骶部"即盆腔后面，肛门以上。

③"部位动作"，是指在选定部位之内进行的各种各样的相关动作。

④"衍生快动作"，是指由两种基本快动作交替衍化而成的、种类繁多的不同动作模式。

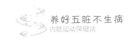

⑤各种动作名称——如"摆法""溜法""串法"等常用词语较多，请熟练掌握并牢记。

2. 如何读懂省略部分

为避免赘述，在文中，常常只说心口窝如何如何运动，而不谈胸廓、腰椎、腹肌、双肩与髋部的配合运动；或者只说心口窝与胸廓的运动，不谈腰椎以及其他部位的配合运动。例如：

①"沿脐向右摆"，是指沿着脐部向右摆动。关于摆动时，腰椎、胸廓与腹肌如何与胸口窝同步向右摆动配合，在"摆法"中已经介绍，这里不再赘述；

②"向下串至会阴部"，是指向下串动到会阴部位。关于运动时，胸廓向下收、腹肌向下坠、髋部向两侧展开，共同配合胸口窝下串等相关内容，在"串法"中已经说过，无须重复。

③"胸廓向下收"，是指将腰椎向后弯曲，使胸廓收拢并向下伏。运动时，只有将腰椎向后弯曲，胸廓才能伏下来。

④书上的动作示意图，用箭头表示动作的方法与要领，不同形状与颜色的箭头，分别代表不同的部位与动作态势。主要标识方法如下：

主导动作的部位与方向，用红色大箭头表示——➤。

胸廓的动作方向，用紫色短箭头表示 ➤。

肩部动作方向，用紫灰色短箭头表示 ➤。

腰椎的动作方向，用绿色短箭头表示 ➤。

腹肌的动作方向，用橙黄色短箭头表示 ➤。

髋部动作方向，用蓝色短箭头表示 ➤。

心口窝的动作，采用红色大箭头"——➤"表示动作从哪里开始，经过哪里，运动到哪里。一般情况下，红色箭头的动作由心口窝与腹肌操控。运动时，可以直接按照箭头表示的动作位置、方向路线来进行运动。

其他部位的配合动作，采用不同颜色的粗短箭头，表示各个相关部位配合时的动作。例如"平旋胸腔"，蓝色圈起来的部分是胸腔，红色环形箭头表示动作由心口窝操控，在胸腔水平旋动（如同光盘在旋转），图中 3 个不同颜色的短箭头，表示动作要由胸廓、腹肌与腰椎配合旋转。3 个短箭头虽然只是指向开始时的方向，却要自始至终同步配合动作。

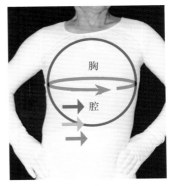

平旋胸腔

又如"拔摆上腹"，图中有一大一小两个红箭头，是指两个不同的动作要同时进行，即慢中有快，在持续向上拔提动作的同时左右摆动上腹部。两个动作同时进行时，就必须将动作的驱动部位分清，向上指的三个短箭头，表示由双肩与胸廓负责向上持续拔提。图片下方的两个短箭头，表示由腹肌与腰椎来配合心口窝向右摆动。

请大家将 5 种颜色的短箭头各自所表示的部位牢记。我们将表示肩部动作的紫灰色短箭头画在肩部，将表示髋部动作的蓝色短箭头画在髋部，其余的 3 种颜色短箭头（例如紫色表示

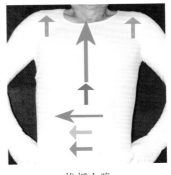

拔摆上腹

胸廓、橙黄色表示腹肌、绿色表示腰椎等），也都尽量靠近所表示的部位，让大家比较容易记住并看懂动作的方法与要领，能够做到一看到图，就知道如何操作了。

3. 分册阅读

为适应阅读需求，此自医系列图书《养好五脏不生病》（最新彩版）分三册，即《内脏运动保健法》《自然排便法》《内脏健康锦囊》。《内脏运动保健法》主要讲述内脏运动保健原理、方法要领与日常生活中的保健技巧；《自然排便法》讲述自然排便方法以及便秘与肛肠疾病的自医与预防；《内脏健康锦囊》介绍诸多内脏疾病预防与自医的方法和技巧，便于读者选择使用。

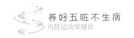
4.检索方法

为方便读者易于查找和检索图片，全书统一用鱼尾号【】将图号括起来，以突出显示。许多常用的动作方法、技巧，都可能在此系列图书中反复出现。为避免重复阐述，就需要进行查询与检索。能够记住 5 种颜色短箭头内涵的朋友，基本上一看图就会操作；记不住或者需要检索时，可通过书后的索引查找相应的动作方法与技巧，将《内脏运动保健法》《自然排便法》《内脏健康锦囊》此自医系列图书对照起来看，使用起来会比较方便。

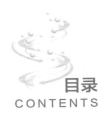

目录
CONTENTS

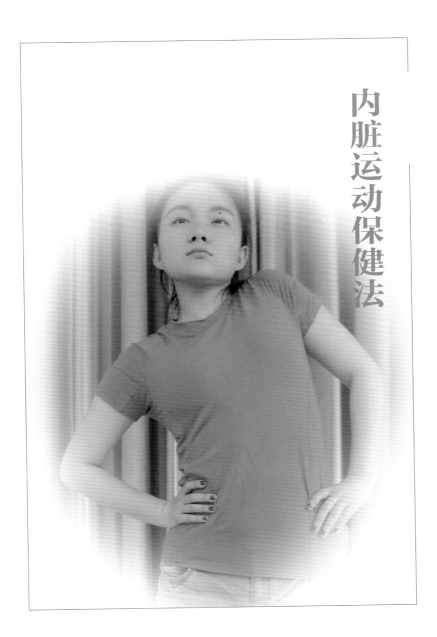

内脏运动保健法

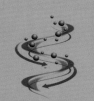

人类疾病频发的根源究竟在哪里？我们怎样才能少生病、不生病？一旦生病如何进行自医自救？人们健康长寿的途径何在？这些都是大家共同关心的话题。

第一章　生命需要健康的内脏

内脏是支撑人类生命的根基。人们的生命过程须依靠内脏功能的存在而存在；没有健康的内脏，就没有完美的人生；内脏功能一旦衰竭，生命就到终点。为此，呵护内脏健康，减少内脏疾病，是人类的共同追求。

> "上古之人，其知道者，法于阴阳，和于术数。"
> 我们的祖先仅用短短的十六个字，便道出人类生命健康的真谛。

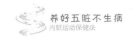

一、我们的内脏为什么容易生病

提起生病，会让人们感到恐惧，轻则饱受苦痛，重则危及生命。然而，几千年来，疾病一直与人类如影随形，给人生平添了各种痛苦和磨难。它让许多年轻人时而感到不适，从中年开始经常看医生，壮年之后不断地吃药打针，进入老年开始频繁住院，让人们饱受痛苦与磨难之后，匆匆离开人世。

近些年来，人们的生活水平和卫生知识都在不断提高，防病措施日益健全，医疗事业在飞速发展，全民医保也开展起来了，而人们的发病率并没有得到有效控制的事实提示人们，人类健康的真正短板是缺乏自医，多数逝者都是由于缺乏有效自医，而被病魔夺去生命。那么，人类的内脏问题，为什么必须依靠自医才能从根本上得到解决呢？

（一）人类内脏结构存在先天性瑕疵

我们的祖先早在数千年之前就发现，气血通畅是内脏健康之本；人类内脏之所以容易生病，而且易患难治，与气血不够通畅不无关系；并精辟地指出了"不通则痛"的道理。

1. 自然无情，适者生存

《黄帝内经》曰："上古之人，其知道者，法于阴阳，和于术数。"就是说我们的祖先早在上古时代就发现，人类的养生之道，需要取法于阴阳变化的规律，并加以适应与调和，使自身适应于大自然的生存法则。国人几千年来一直是遵循这一法则，使养生方法不断发展，不断创新。

同时，我们的祖先也注意到：人类内脏总是多病，生命也很脆弱，而自然界中许多动物却内脏健康，生命旺盛，免疫力强；它们与人类的内脏结构又非常相似，应该可以效仿，于是人们开始模仿动物们的行为习惯。医圣华佗所创建的"五禽戏"因此流传至今。

然而，只要稍加留意，人们就不难发现，人类与哺乳动物虽然内脏结构相似，但内脏状态却截然不同；一个是如同住在房间里，一个像是被吊挂在坛子之中。

（1）如同住在房间里的内脏

动物们四肢行走，躯体平行于地面，内脏平放于躯体之内。其内脏结构的特点是，躯体上面一道脊椎骨，像房梁一样支撑着内脏；下面的一整片腹壁，像地面一样托负着内脏。各个脏器全部牢牢地固定在"房梁"之下，每个脏器都有属于自己固定不变的位置，如同住在房间里【图1-1】；五脏六腑界限分明，互不相扰。环境的宽松，使内脏状态丰满，微循环畅通，细胞供血非常充足，脏器功能良好，既稳妥又安全。

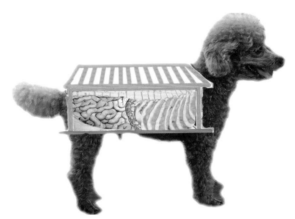

【图1-1】 每个脏器都如同住在房间里

这种状态，能够适应大自然的生存法则，能够让动物们在极其恶劣的环境中生存下去，动物不仅内脏健康，而且大多数都能活到自然寿命。

（2）吊挂在坛子之中的内脏

直立行走颠倒了人类的内脏结构，将躯体垂直于地面，让内脏器官上下罗列起来，使自己的胸腔压迫自己的腹腔；让腹腔里面的内脏器官，只能依靠几条韧带牵系着，吊挂在"坛子"形状的腹腔之内【图1-2】；本该支撑内脏的"房梁"（脊椎），被戳在了躯体的最后边，就像一根支偏了的软柱子，还可以随意向前弯曲，使内脏失去了支撑，将上体的重量全部压在腹腔内脏的上面；在内脏自身重量与地心引力作用下，促使脏腑自然下移；诸多挂不住的脏器，纷纷离开属于自己应有的位置，去挤占下面脏器的空间；所形成的相互堆积、上挤下压、相互抵制的状态，让人们的内脏时刻处于极其恶劣的环境之中，还要随时抵御着内外不利因素的袭扰。特别是在人们日常的久

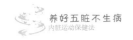

坐、操劳、排便、负重等等状态下，会将腹腔容积压缩得很小很小，内脏环境变得更加闷重而又压抑，阻碍血液循环，容易导致不同程度的脏器供血不足与功能不振状态。

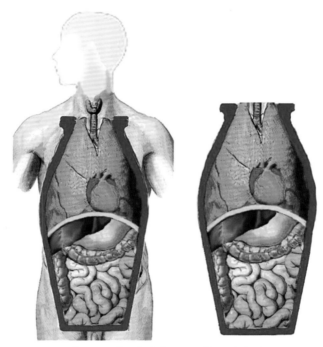

【图1-2】 吊挂在"坛子"里的内脏

持续性的供血不足，给内脏器官带来诸多不确定、不安全的内在因素，我们称这种内脏状态为"罈装内脏"模式。这种违背了大自然生存法则的内脏模式，可能严重影响内脏细胞的功能与生存，也会使机体免疫力大幅度下降，形成一种深藏于人们体内的、顽固的、难以抗拒的"内在病因"。

罈装内脏的关键词，主要是"供血不足""内脏疲惫""细胞休眠""生理功能减退"与"免疫力下降"。

（3）坛子上面的"压缸石"

直立行走不仅将内脏置于一个不稳妥的坛子形状的腹腔里面，还使膈肌会同上体的重量，就像一块硕大的"压缸石"【图1-3】，牢牢地压在腹腔内脏的上面。每当人们久坐时，这块压缸石将腹腔内脏压缩得很小很小，使五脏六腑如同"坛中泡菜"一般压抑。

人们在日常生活中，又总是习惯于使膈肌下压，让腹腔脏器成为日常行为的"承重部位"。每当膈肌下压时，会使腹腔容积缩紧，致使腹压增高，影响内脏循环与功能，可能轻而易举地将某些内脏毛细血管压扁，而直捣内脏要害。就连人们呼吸、劳作、咳嗽、呕吐、说话、蜷坐、负重以及用力挤压排便等相关动作时，都要使膈肌向下压迫内脏作为支撑才能实现。更有许多注重仪表的青年朋友，习惯于将腰带（腹带）扎得很紧，会使腹腔脏器更加难过。

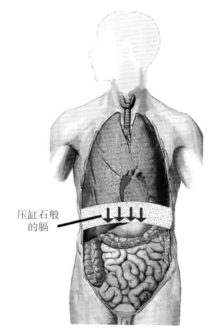

压缸石般的膈

【图 1-3】将压缸石掀动起来

人们需要在客观地认知自然与自身的基础之上，法于阴阳变化规律，发掘健康亮点，调整自身状态，才能让自己更加适应大自然的生存法则。如何呵护好自身的生命健康，是我们共同关心的话题。

2. 百年之前的相关理念

罇装内脏理念，是遵照中医学的养生理念，汲取现代医学相关常识，在已故著名老中医张景春先生引导之下，经多年探讨领悟而成。先生 1897 年出生于中医世家，自幼饱读中医经典；12 岁就随父出诊，19 岁考取珠河县第一名中医士，所开办的"春生远中医诊所"远近闻名；先生认定，人心上下可动，向上能触咽喉，向下能及丹田，心动则气行血随，并早在百年之前推行一套"心系日月"动作方法，简介如下：

[**准备动作**] 双手十指交叉置于颈后，肘峰朝上挺胸直立；两足分开与肩同宽，男子面南，女子面北，于辰时、酉时各做一遍。

[**男子动作方法**] 面向南方。①系日：左肘峰向上指日（酉时指月），心

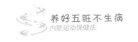
随之向左上方举之以系日，按吐纳（呼吸）计数。一吐（呼气）向上系天，二纳（吸气）下系丹田，如此默念 7 个数后还原。②系天：右肘峰向上指西方天宇（酉时指星辰），心随之向右上方举之以系天，同样吐纳默念 7 个数后还原；如此左右交替 7 次为一遍。

[**女子动作方法**] 面向北方。①系日：右肘峰向上指日（酉时指月），心随之向右上方举之以系日，与男子同样方法吐纳，默念 7 个数后还原。②系天：左肘峰向上指天宇（酉时指星辰），心随之向左上方举之以系天，默念 7 个数后还原；如此左右交替 7 次为一遍。

[**动作说明**] 先生认为，心举则携气血随之，使丹田与日月相系，以吐浊纳精，汲取日月星辰精华，补充自身精气之不足；让"心系日月"配合临床医疗，既有益于病恙康复，也有助于药力升扬。先生行医，同时崇尚自医，倡导病人以自医配合医疗。认为：顽恙痼疾常常屏蔽于瘀秽深处，筑垒拒之，为药力所不达。唯纳精通脉，逐瘀除秽，其垒自溃，药力所至，痼疾散也。凡病三分医药七分自养，自养者，自医也。

由于时代所限，先生将诸多未了课题留给后人，其中，"不通则痛，其源者何？不通者众，羔呼然呼？"意思是说："气血不通是引发诸多内脏疾病之根源。那么，导致不通的根源又何在呢？临床上气血亏虚拥塞不通的病人比较普遍，应该另有某种不为人知的原因吧？"此话为我们指明：致人疾病者，尚有某种潜在因素；也让我们从中悟出，"罐装内脏"可能与"不通者众"有关，"内在病因"可能与"不通则痛"有关。

3. 罐装内脏带来健康问题

罐装内脏不仅限制了内脏循环与功能，也给内脏处境与安全带来诸多不确定因素，为人类的内脏健康埋下了不小的隐患。

（1）罐装内脏如同立起来行驶的公交车

我们来打一个不一定恰当的比喻：如果将大家的躯体比作一辆公交车的车厢，内脏器官比作公交车内的乘客，那么，车辆只有放平行驶，让乘客双手握住顶梁，脚下踩稳车底，乘客才会安全稳妥。而人类的直立体位，就像是让一辆载满乘客的公交车垂直竖立起来行驶一样，让乘客身体悬空，脚下无着，仅靠有限的臂力，吊挂在车体一侧【图1-4】。这般不牢靠、不稳妥、不安全的环境，会使被吊挂在公交车里面的乘客们处境艰难，易受伤害。

人类的罈装内脏，就像是一辆直立起来行驶的公交车一样的不牢靠，不稳妥，不安全。在诸多不利因素影响下，人们应该怎样"法于阴阳，和于术数"，如何"上配天以养头，下象地以养足，中傍人事以养五脏"，并针对相关隐患加以调整与调和，使自己的五脏六腑能够保持吊挂状态而不受伤害，让内脏一生安然无恙，是人们共同关心的重要课题之一。

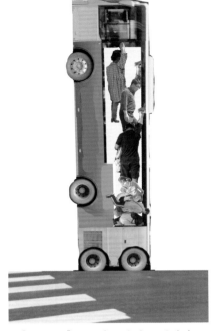

【图1-4】吊挂在公交车里的乘客

（2）人类内脏的处境受到广泛关注

人类的直立体位与内脏器官不够充分适应，可能引发功能障碍的话题，已为世界众多著名学者所密切关注，并且都纷纷发表了观点极为相似的专著。例如：

扫码看视频

人类内脏为何会经常缺血

①伊斯塔布洛克教授（George Estabrooks）早在1941年著作的《机械上设计不当的人》。

②艾·摩根教授（Etaine Morgan）著作的《进化之星》，强调了两只脚走路，会给人类带来诸多健康问题。

③美国两位著名医学博士尼斯与威廉斯合著的《我们为什么生病》中，更直接地写道："从小小的烦恼到严重的功能障碍，是因为我们的直立位和两足行走的机制不充分适应所引起的。"诸多精辟论述都在提示人们：直立体位对内脏器官可能构成诸多麻烦与伤害。这些相关论述与罈装内脏理念不谋而合。

4. 内脏离不开血液濡养

人们的内脏细胞，时刻离不开非常重要的三种物质，那就是氧气、能量

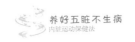

和免疫物质。

（1）血液直接给内脏输送各种生命物质

这三种物质必须依靠血液才能够输送给内脏，因此，只有供血充足才能使内脏细胞生命旺盛。而供血不足就会影响内脏的生理功能，甚至引发各种内脏疾病。所以，内脏最怕的就是供血不足（缺血）；内脏如果经常缺血，三种物质必然供给不足。一旦缺乏氧气、能量和免疫物质的支撑，会使人们的内脏不堪重负；让内脏既无力配合人们的高强度、高耗能的日常活动；也会由于免疫成分不足，致使免疫力大幅度下降，容易生病，给内脏健康增添诸多不确定因素。

（2）关键在于内脏微循环

血液也与其他液体的性质基本相同，都对压力变化比较敏感，都是从高压部位向低压部位流动，遇到阻碍时就绕过去。就像是给锅炉送水一样，锅炉里面压力越高，水就越难以进入。

①腹压影响微循环：微循环是指毛细血管里面的循环，毛细血管又细又薄，只由一层内皮细胞构成，通透性好，便于将血液中各种营养物质转送给各个内脏细胞。由于毛细血管对周围压力比较敏感，而强大的腹压常常会将相关部位的毛细血管压扁，使微循环受阻，血液就会绕过这些被压扁的相关部位【图 1-5】，让这些内脏细胞供血不足。腹压越高，内脏毛细血管就越扁，内脏细胞缺血就会越严重。

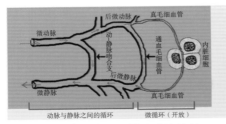
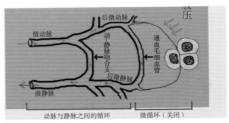

微循环是指毛细血管里面的循环　　　毛细血管被压扁时，血液就会绕过被压扁的部位

【图 1-5】 腹压与微循环

毛细血管如同海绵中的空隙一样，遍布于整个脏器；如此海量的毛细血管，可将大量血液容纳其中。一旦腹压过高时会压缩脏器容积，不仅限制了血液进入脏腑，也会将大量血液赶出内脏。

②内脏最怕供血不足：人类从胚胎开始，就是经过血液哺育，才铸就具有健康体魄的生命。人们的内脏细胞，时刻依赖于血液的濡养；它能带给内脏细胞以氧气以及各种生命物质、免疫力、体温、能量……它既为内脏细胞提供了工作与生存的必备要件，也清理内脏里面的各种生理垃圾，消除各种危害内脏的有毒有害物质，为内脏维系正常生理功能营造良好的环境，堪称内脏器官的生命线。供血不足如同掐住了内脏的脖子，使内脏因缺乏濡养而逐渐萎缩变小，导致内脏的生理功能、免疫功能与健康状况整体变差，从而出现内脏疲软、早衰、不协调、不配合状态，成为人体内危害自身内脏健康的最大杀手。为此，人们的生命一刻也离不开内脏的支撑，内脏也不能处于持续性供血不足的状态。

（二）供血不足是内脏健康杀手

1. 当心内脏疲惫

内脏疲惫状态，是指内脏因负担过重且供血不足，使内脏入不敷出，导致内脏生理功能变差，无力支撑起人们的日常工作与生活，从而出现某些内脏疲软、不协调、不担当、不配合的艰难状态，可能对内脏健康构成严重威胁。这就如同一个军团，既要屡屡征战，又缺乏后勤补给，粮食弹药消耗殆尽，无力支撑局势，处于内外交困的窘境。

（1）内脏疲惫是罐装内脏的主要特点

内脏疲惫状态在某种程度上限制着人们的行为，是罐装内脏的主要特点之一。内脏疲惫状态常常因为持续性供血不足而逐渐加重，甚至使人不堪重负，常常影响人们的生产活动和生活质量；内脏疲惫也会促使机体缺乏免疫力，容易遭受致病物质的攻击，可能成为罹患诸多内脏疾病的根源之一。

（2）疲惫程度可以相互转化

躯体直立使人们普遍存在着不同程度的内脏疲惫状态。按照疲惫程度

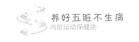

不同，可以分为轻度疲惫、中度疲惫和重度疲惫。内脏供血状态的向好与向坏，直接左右着疲惫程度。供血向好时，疲惫程度可以由重变轻，或者消失；供血向差时，又可以由轻变重，随着自身状态的改变而默默地相互转化着；如果让内脏持续性重度疲惫，会严重危害内脏健康，威胁人们生命。

躯体直立的人类，免不了内脏疲惫。需要注意的是，要及时化解疲惫，千万不要忽略它。否则，一旦"崩盘"，后果难料。

（3）内脏疲惫状态可以积累

内脏疲惫状态如果不能得到及时化解，持续性的内脏疲惫状态容易积累，可能对内脏细胞与生理功能产生循序渐进的损伤，从根源上危害内脏健康，甚至引发各种各样的内脏问题。内脏疲惫状态的逐渐积累，可能导致积劳成疾，甚至致人猝死。

（4）内脏疲惫状态掣肘临床医疗

许多疾病的治疗过程，需要病人自身能量的支撑与配合。而许多患有重大疾病的患者，内脏常常处于重度疲惫状态，严重的内脏供血不足使之缺乏能量支撑，从而对于相关临床治疗持不配合状态，让医生们无力回天。

人们就医时，总是把希望完全寄托在医生身上，自己只是等待"奇迹"来临。这种自身不作为的做法，常常等不来奇迹出现，反而容易适得其反。就如同高空坠落者被人抓住手腕的情形，关键在于双方的配合。如果坠落者拒不配合，很可能失去生还的希望。为此，治病不愈不能全怪医生，只有积极调整自身状态，有效化解内脏疲惫状态，配合治疗，才会向好。

（5）睡眠与运动可以化解内脏疲惫状态

影响内脏疲惫的因素有两种。一种是能够化解内脏疲惫的正能量，包括运动和睡眠。运动能改善循环，增加能量供给，化解内脏疲惫；睡眠时躯体放平，内脏不再上挤下压，有望改善内脏供血而化解疲惫。另一种则是加重内脏疲惫的负能量，包括久坐、操劳与不良习惯。久坐限制内脏供血，操劳消耗更多能量，从而加重内脏疲惫；不良习惯同样会加重内脏疲惫，比如用力挤压排便，强大的压榨力不仅将内脏血液大量挤出而加重疲惫，甚至可能造成卫生间意外而威胁人们的生命。

过去，人类一直依靠睡眠与适当的运动，来作为化解内脏疲惫状态的主要方法。而现代的人们生活节奏加快，使许多追逐事业的人们，都感到时间不够用，根本无法保障睡眠。起早贪黑的操劳，挤占了睡眠，又缺乏运动，让内脏疲惫状态不断积累，由轻变重，将自己的内脏置于危险状态。为此，人们需要一种快捷而有效的化解内脏疲惫状态的方法与技巧。

2. 不可忽略的内在病因

"罐装内脏理念"提示我们，人们体内普遍存在着引发各种内脏疾病，并且推动疾病不断发展的致病因素，我们称其为"内在病因"。

医学上早已将人类各种疾病的病因分析得深透而又详尽，形成了一整套科学的、专门用来诊治疾病的、实用且规范化的病因理念，我们称其为"医学病因"（以下简称"病因"）。除了医学病因之外，还有一种不可忽略的、主要由内脏供血不足引发的、病人自身固有的"内在病因"。

所谓"内在病因"（以下简称"内因"），是指终生都存在于人们体内的、不容易被人们察觉而又真实存在的、左右着人类健康与生命的、让别人难以"插手"的、自身固有的发病根源。俗话说"医生治病救不了命"，是指人们的内在病因常常不买临床医疗的账，让医生无能为力。只有人们自己才能从根本上化解内在病因，增强自身健康，拯救自己的生命。

病因与内因两者截然不同，一个是专门用于解释、治疗疾病的，一个是专门引发疾病的；一个旨在促进疾病向好，一个会加速疾病恶化，并且顽固地对抗着各种临床医疗。两者的相互关联很微妙，多数病因源自于内因。因为"内因"的关键词是"供血不足""功能减退""内脏疲惫""免疫力减退""脏腑结构瑕疵"等，都可能成为致病根源。许多内脏疾病的病因，似乎都与内因不无关系。

（1）供血不足是百病之根

直立行走使腹腔内脏持续性处于压抑状态，内脏器官无法得到充足供血，持续性的供血不足，容易引发各种各样的内脏问题。中医学有关"不通则痛"

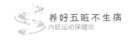
之说，堪称至理名言，精辟地阐述了内脏疾病的根源，是来自于气血不通、供血不足，正所谓"气血不通百病生"。

（2）供血不足促使细胞休眠

所谓"休眠细胞"，是指内脏细胞由于供血不足、缺乏必需的生命物质供应，失去了自身生存的基础，而进入一种既不"工作"，又没死亡，如同睡着了一般的生理状态，常常成为致病物质攻击的"靶细胞"。按照内脏细胞的休眠程度，可分为休眠前期、中期、后期。

①前期：休眠前期的内脏细胞处于"瞌睡状态"，生理功能与免疫力均明显减弱，对血液供应状况比较敏感；当遇到持续性供血不足时，容易转化为休眠中期；供血改善时恢复正常功能。

②中期：休眠中期的内脏细胞处于"昏睡状态"，失去了生理功能和免疫力；一旦形成规模，会对脏器功能产生掣肘作用，并容易转化为休眠后期。

③后期：休眠后期的内脏细胞，处于"重度昏迷"状态，濒临死亡；只有长期持续性充足供血或者反复更新内脏血液，才有望通过休眠中期进入休眠前期，并逐渐转化为正常细胞。

④休眠细胞相互转化：休眠细胞可以相互转化。内脏细胞的休眠程度，会随着微循环状态变化而变化；在微循环得到长期的、持续性的改善时，休眠前期的内脏细胞可以转化为正常细胞；休眠中期的细胞可以转化为休眠前期的细胞，如此等等。一旦微供血持续性不足，轻度休眠细胞也可以向中度与深度休眠转化。前、中、后三期细胞形成了可以相互转化的可逆状态。

⑤死亡细胞：在内脏器官长时期持续性缺血状态下，使内脏细胞失去了生存底线，会逐渐变成死亡细胞；内脏细胞一旦死亡，就再也没有恢复为正常细胞的机会了。死亡细胞一旦形成规模，内脏就会萎缩变小。

（3）供血不足使内脏免疫功能低下

人体的免疫成分都在血液之中，诸如白细胞、淋巴细胞、各种免疫蛋白、各种抗体，等等。供血不足，必然会导致免疫成分稀少，使脏腑的免疫功能低下，容易引发诸多内脏感染性疾病与免疫疾病。

3. 内脏疾病易患难治

古话说"病来如山倒，病去如抽丝"，就是说人类的内脏疾病易患而难治。在医疗事业迅猛发展的今天，现代医学技术却难以充分显现其强大的威力，人们仍然是患病容易祛病难，让这句古话至今仍然很应验，也客观地证实了人类不可忽略自医的道理。

许多朋友在网上发文说，医院规模越来越大，设备越来越先进，而就医的病人却不见减少，反而越来越多；有的朋友甚至质疑医疗效果和医生能力，其实这种说法有失公平。

（1）医疗无懈可击，医生尽职尽责

随着医疗科技的飞速发展，临床上已经采用先进的仪器诊断技术；对于各种内脏疾病，都有规范化的治疗措施，现代医学已经实现跨时代发展，完全可以保障人们的生命健康，让临床医疗无懈可击。然而，任何事物都存在正反两面，时而出现医疗效果没能充分展现的现象，并非医生医疗能力欠佳，而是因为病人自身状态欠佳而不予配合所致。

（2）病人状态欠佳、缺乏应有配合才是根源所在

医生们每天都在竭尽全力地为病人解除各种疾苦，让许多病人转危为安。但是，常常由于病人体内的状态欠佳，缺乏应有的自身能量的支撑，内脏供血不足状况又无法得到明显改善，对于相关治疗呈现不予配合状态，甚至连输入能量制剂也难以奏效，从而干扰着治疗，会导致病情反反复复。这些内因，顽固对抗着各种临床医疗。

（3）疾病久治不愈有内因作祟

内因掣肘临床医疗的现象屡见不鲜，几乎每个病人身上都有体现，只不过因人而异。内因轻微者掣肘作用较轻，时而能够配合医疗，治疗效果可能向好；而内因较强者，内脏供血明显紧张，甚至连内脏细胞的生存都难以维系，何谈配合医疗？内因之所以"顽固不化"，形成了一种莫名的、难以抗拒的负面力量，不断拉动着人们走向疾病，推动疾病不断加重，大有不将人们置于死地不罢休的势态，多为受到人们自身压抑的内脏状态

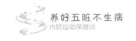

影响。

压抑的内脏状态纯属自身的"内在问题",是别人(包括医生在内)难以改变的,也不太可能通过服用药物就能奏效。只有人们自己通过相关的自医方法,才能化解压抑状态,疏通气血,开源向善。

(4)自医在先

我们的祖先为了抗御疾病,不断地寻求着自我医疗的方法。后来,随着行之有效的自医方法越来越多,有人将这些方法汇总起来,帮助别人治疗疾病,由此发展为临床医疗;换言之,临床医疗源自于自医。在我国,自医与求医一直是相辅相成、并驾齐驱的,方法独到,内涵丰富。诸如偏方、土药、针灸、推拿、刮痧、拔罐、热敷、日光浴等疗法广泛用于民间,经久不衰,彰显出其强大的生命力及其独有的自医理念与方法。

4.从客观角度看内脏

罐装内脏理念,犹如一面镜子,能够让人们换个角度来看自己的内脏,以宏观脏腑势态,从中发现内脏问题根源,才能"法于阴阳,和于术数"。

罐装内脏以比较简单而又朴素的理念,从客观角度展现出人类内脏的现实状况,以启发人们对自身健康的危机感与责任感,并为人们养护内脏提供简单的操作方法,有助于人们进一步开发罐装内脏之优势,规避罐装内脏之垢弊,适时疏通脏腑气血,补齐内脏缺血这块短板,以改善内脏功能,固守内脏健康,避免内脏失守。

扫码看视频

罐装内脏与自医理念

人们忽略罐装内脏理念时,就难以察觉诸多不利因素的影响,更不知自己的内脏最怕什么,最需要什么;甚至搞不清病因何来,让治疗无从下手;还会让内脏疲惫等不利因素堂而皇之地危害着人们的内脏,加速人们衰老,引发各种各样的内脏问题;也常常会使人困惑不解:自己为何"无缘无故"生病,为啥"不知不觉"衰老?导致一生都将自己蒙在鼓里。

正如《黄帝内经》所说:"不法天之纪,不用地之理,则灾害至矣"。

二、久坐与挤压排便危害内脏健康

> 直立行走将全身的重量全部压在两条腿上，使人容易疲劳，让久坐成为人们通常的选择；久坐对于内脏健康的危害，也早已为人们共同关注。

进入信息化时代以来，许多工作都必须久坐，使久坐现象极为普遍；许多人久坐的时间甚至会明显超过睡眠时间，由此而引发了诸多有关内脏健康的热议。

1. 久坐危害内脏健康

（1）受到人们热议的话题

久坐危害内脏健康的话题，早已为世界诸多学者们共同关注。例如美国密苏里大学马克教授的"久坐像吸烟一样可怕"；澳大利亚昆士兰大学研究发现，久坐1小时的危害约等于抽2根烟，减寿22分钟；我国的专家学者也告诫人们："谨防经济舱综合征""当心办公桌工作癌"等。这些话都在警示人们，久坐会危害人类的内脏健康。

每当人们久坐时，由于活动减少，代谢减缓，使人们的血压逐渐下降，心率减缓，呼吸减弱，内脏供血量也会进一步逐渐减少。供血不足常常会导致消化功能下降，胃排空变慢，肝、肾代谢减缓；供血不足也会使大脑意识淡漠，让人们久坐时，常常会不知不觉酣然睡去。

（2）不同坐姿与腹高改变

人们躺在床上时身长如果为172cm，腹高（从胸口到会阴下）约为51cm；站起来时，身高仅为169cm，腹高变成47cm；当人们久坐时，腹腔高度会进一步被大幅度压缩；不同的坐姿常常带来不同程度的腹高改变。

人们日常的坐姿，主要有端坐、闲坐与蜷坐三种，其中以端坐对内脏危害较小，却很少用于久坐；绝大多数人久坐时，习惯采用闲坐与蜷坐，因为闲坐与蜷坐可以使人身体充分放松，让人感到很舒服，益于缓解疲劳。

人类的脊椎，本是用来支撑躯体的。在脊椎支撑之下，腹腔的高度本应

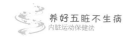

该保持基本上固定不变的。然而，每当人们久坐时，都习惯于将躯体自然放松，将脊椎向前下方弯曲下去，使人们腹高变短，让内脏受到不同程度压迫。由于人们的胸腔有胸廓支撑，难以被压缩，唯有腹腔软怠，容积可塑，久坐时，会使腹高变矮，让腹腔内脏承担着上体重量带来的压力。

我们来做一个最简单的试验：人们的胸口，是腹腔的最上端，可以用来标志腹腔高度；不同的坐姿，能够测得不同的腹腔高度，可供判断腹腔容积与腹压变化的参考。

我们将椅面设为 O 点，将从椅面到胸口的高度，称为"腹高"；用直尺来测量端坐、闲坐与蜷坐不同坐姿的腹高，分别测得 A、B、C 三个不同的高度值，用来估算腹腔内脏被压缩的程度【图 1-6】。结果如下：

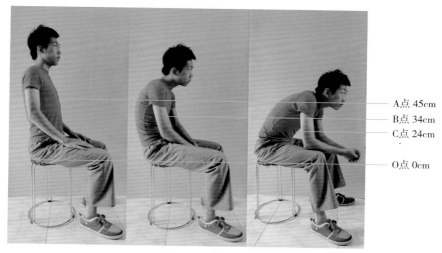

A点 45cm
B点 34cm
C点 24cm

O点 0cm

【图 1-6】 三种坐姿

端坐时的腹高为 OA=45cm ； 闲坐时腹高 OB=34cm ； 蜷坐时腹高为 OC=24cm。

对比可见，端坐要比闲坐时（OA — OB=11cm）的腹高大 11cm，闲坐时腹高为端坐腹高的 76%；端坐比蜷坐（OA — OC=21cm）大 21cm，蜷坐时腹高为端坐腹高的 53%。从腹高在不同坐姿被压缩的百分比，可粗略估算出腹腔内脏受压缩程度。久坐时人们的腹腔容积，大约平均被压缩将近三分之一

［（76%+53%）÷2 = 64.5%］，这个数字，与人均寿命被缩短（人均寿命 80 ÷自然寿命 120 = 66.7%）的数字巧合。

容积是长、宽高的积。在长与宽基本不变时，腹高的变化会直接改变腹腔容积，影响腹腔压力；每当人们久坐，使腹高变矮，腹腔容积被压缩时，腹压就会不同程度升高；腹腔容积压得越小，腹压就升得越高，让内脏毛细血管难以舒展，从而阻碍内脏细胞供血。

久坐与用力挤压排便危害内脏健康

2. 用力挤压排便加剧内脏损伤

> **用力挤压排便的强大压榨力，将内脏血液大量挤出，会导致内脏呈现严重缺血状态，对于人们的内脏健康，危害匪浅。**

（1）排便用力源自"肛门别劲"

人类排便别劲的根源来自直肠与肛管是"弯道"连接，粪便需要转过弯来才能进入肛管。用力排便采用的是向下压榨，用力越大，弯度就会变得越大，会给排便带来更大阻力【图 1-7】。

（2）用力排便危害深重

"截寿""夺命"，是两个令人恐怖的词汇。然而，对于"用力排便"，既截寿又夺命，已经是不争的事实。在我国每年都有 60 多万人由于用力排便而猝然死亡。用力挤压排便对内脏器官的危害，主要来自于屏气、鼓肺、压榨等几个方面。

挤压排便时，会借助于体液（血液、组织液、水分）将强压力传播给包括五脏六腑以及大脑、眼睛等全身各个器官，让全身蒙受高压的影响，容易给大脑以及心、肝、脾、肺、肾以及其他脏器带来意想不

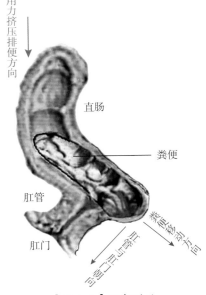

用力挤压排便方向

直肠

粪便

肛管

肛门

【图 1-7】肛部别劲
挤压排便力度越大，直肠下挫就越大，排便阻力也会更大

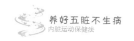

到的损伤，可能成为引发高血压、各种心脏疾病、肾脏疾病、肝脏疾病、脑部损伤，以及肛肠疾病、器官下垂等诸多重大内脏疾病的潜在病因。

三、人不自医难长寿

自医是指人们对于健康问题的自我调整与治疗过程，是人类抗御疾病的重要手段之一。自医与求医，两者既不能混淆，也不能相互替代。

中医学集医疗与养生于一体，让人们既可以选择自医，也能够选择求医。近几年来，健康与自医的话题，一直在倍受人们关注。随着时代的发展，自医也在不断出新。

1. 自医不可缺失

自医的主要目的之一，就是经常保障内脏供血充足，它是人们生命健康的基础。要想使自己的内脏供血充足，就必须改变腹内压抑状态，经常更新内脏血液，以充足的血液来濡养五脏六腑。这些目标，只有自己通过有效的自医方法，才能根本解决。如果人们放弃自医，凭着自己供血不足的内脏状态和比较低下的抗病力，来与各种不利因素较量，必然很少胜算。

扫码看视频

自医不可缺失

2. 从"医者不自医"说起

自从北京在一个月之内就有三位 50 岁上下、非常著名的医学专家猝死在工作岗位上，央视发表了《医者不自医》报导之后，人们更加关心医生们的健康。

据统计，大约半数医生存在心血管疾病风险，36 岁以上的男性医生高血压患病率是健康人群的两倍，倒在工作岗位上的医护人员多数年龄在 35 岁到 55 岁之间。

（1）自医不可替代

医生有病，并不奇怪，但医者的生命健康屡屡失守，令人震惊。按理说，医者们既具有精湛的医术，又可以充分利用身边的医疗资源，凡病都可以比普通民众提早发现并进行精准的医治。然而，医生们的健康状况，却远远不及普通民众。危难时刻，竟然束手无策，只能眼睁睁地让生命逝去，原因在于医生们忽略了自医。事实也足以说明，自医不可缺失，更不能为临床医疗所替代。

（2）人们为何容易过劳

医生、记者、企业管理者等工作紧张繁忙的人群，容易过劳的原因主要来自四个方面。

其一，他们很操劳。每天都在努力钻研专业技术，志在精益求精，工作又特别繁忙，还要频繁值夜班、搞课题、带学生，经常睡眠不足，透支健康，不断考验自身内脏的支撑能力。

其二，内脏不支。过度操劳让内脏很疲惫，内脏状态欠佳，无力支撑医生们过度的操劳。

其三，忽略对内脏的养护（自医）。人类内脏需要养护，过度疲惫的内脏更加需要养护。因为，内脏疲惫只能由自己去化解，如果你不保护内脏，内脏就保护不了你。

其四，用力挤压排便给疲惫的内脏火上浇油。工作紧张使他们喝水少、经常憋便，容易导致排便困难；挤压排便强大的压力，不仅可能不断损伤疲惫的内脏，甚至可能给垂危内脏以最后一击，使人们猝死在卫生间里。

为此，过劳的人们需要通过自己的方法，化解内脏疲惫，养护内脏健康，这就是自医；自医可能成为让人们过劳而不死唯一的有效方法。

（3）自医与求医有别

从古至今，人们抗御疾病素有外来干预与内在防守两种方式，表现为求医与自医两个方面。

①求医：是请医生为病人医治已发疾病，通过药物、疗法、手术等手段，来进行有效的外部干预，以驱除病痛，恢复健康。关键在于，医生只能治疗疾病，很少能够改变病人内在的压抑状态这一发病根源，容易导致疾病反反复复。

②自医：则是人们以自己的方式方法祛除疾病与预防疾病，旨在消除病因，摆脱病痛，提升抗病力，防患于未然。自医可以使人们优化内在环境，消解内在病因，正所谓"精神内守，病安从来""正气存内，邪不可干"。

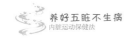

③两条腿缺一不可。人类既不能没有求医，也不可以没有自医，两者需要密切配合。自医与求医，就像人们的两条腿，人们不能没有左腿，也不能缺少右腿，两条腿走路，才能让人走得平稳而且长远。国家权威媒体有关报导也足以说明，即便是医术精湛的医学专家，一旦缺乏自医，同样影响健康，甚至失去生命。

自医与求医需要
相辅相成

（4）让内脏插上健康翅膀

"丑小鸭"本来是一只美丽的天鹅，由于错误的理念，让它误认为自己只是一只最丑陋的鸭子，终日与鸭子为伍，受尽嘲笑与戏弄，让他缺乏自信，甚至自暴自弃。有朝一日理念得以变化，突然发现自己原来是一只天鹅，就抛开了往日的一切束缚，开始在天空翱翔。这个童话故事启发我们，理念决定行为。

如果我们忽略了镶装内脏的艰难，缺乏对自己内脏健康的危机感与责任感，就会疏于自医与养生，让自己的内脏健康像丑小鸭一般尴尬难耐。

人们需要客观认知自己内脏的现实状态，了解自己的内脏最需要什么，最怕什么，才能从中发现诸多亮点，着手解决束缚内脏健康的关键问题，及时消除各种危害内脏健康的不利因素，让自己的内脏插上"健康的翅膀"。

第二章　膈与内脏运动

"膈"位于心口窝的里面，是一种扁而薄的阔肌，呈穹窿状凸向胸腔【图2-1】，俗称"膈肌"。膈肌横隔在胸腔与腹腔之间，将胸腔与腹腔严严实实地横隔开来，心肺在上，其他脏器在下，所以又被称之为"横膈膜"。

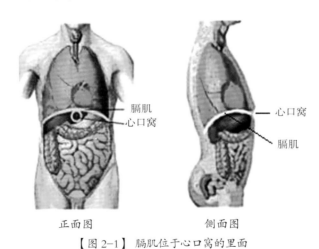

正面图　　　　　　　　侧面图

【图2-1】膈肌位于心口窝的里面

一、被人们淡忘的膈

"膈"是维系人们生命最重要的器官之一，却很少被人们注意，每当提到"膈"时，都会让人感到很陌生，甚至茫然——它已被人们淡忘了。

1. 驱动呼吸的阔肌

"膈"是被人们使用最频繁的器官，一直被用作驱动呼吸的动力。当人们

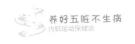

吸气时，要将膈向下方拉动，以扩展胸腔容积，使肺内压力低于大气压，让空气进入肺中，从而产生吸气效果。呼气时，只要将膈放松，在强大腹压排挤下，膈很快被向上顶回原处，使空气从肺内排出，产生呼气效果【图 2-2】。它时时刻刻维系着人们的生命，也是人类生命的象征——呼吸一旦停止，生命就不复存在了。

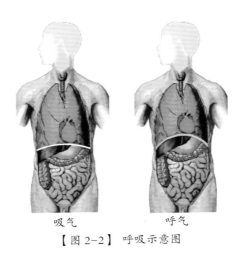

吸气　　　　　　　呼气

【图 2-2】 呼吸示意图

"膈"的胸面（上面）被覆有膈上筋膜，腹面（下面）被覆有膈下筋膜，中间层布有肌纤维，实质上就是由筋膜包裹的阔肌。它是一种能够由人们自己随意操控的阔肌，可以成为人类运动内脏的"马达"。

2. 运动内脏的"马达"

膈可以带动内脏直接运动起来，以化解因脏器缺血导致的各种内脏功能问题，只要应用得当，有望取得事半功倍的保健功效。

（1）掀动"压缸石"直接运动内脏

膈虽然是人类腹腔之中唯一能够自主运动的阔肌，却由于它动作幅度较小，对内脏器官影响轻微而一直不被人们看好，使人们淡忘了自己膈的特长，让它像一块压缸石一样，时刻压迫着腹腔内脏。如果人们将这块压缸石向上撑起来，腹腔内脏就可能拨云见日、供血充足；一旦人们操控"压缸石"使之掀动起来，就可能在腹腔里面形成如同翻江倒海般的内脏运动效果，有望给人类内脏健康带来诸多丰厚的正能量。

（2）运动膈肌改善内脏供血

膈的位置居中，上面是胸腔，下面是腹腔与盆腔，运动膈肌，可以上承胸腔，中启腹腔，下达盆腔，带动五脏六腑一起运动起来。膈又是人们腹腔之中，唯一可以受人们自主操控的、动作力度较大的阔肌，运动膈肌可望化解内脏压抑状态，使内脏细胞供血得以明显改善，有益于内脏健康。

①快动作与慢动作对循环有不同影响

内脏运动分为快动作与慢动作，都有益于疏通内脏血液。例如，当进行快动作"左右摆腹"时，内脏器官随之左右摆动，脏器中的血液也会随着运动起来，可促进血液均匀分布，消除缺血状态。慢动作的特点是要将动作持续3秒钟，可望让脏器血液大进大出，产生内脏器官"大换血"效果。例如进行慢动作"拔落腹腔"，将膈肌向上拔提起来，并持续拔提3秒钟时，通过迅速扩展腹腔容积，可以直接降低腹压，甚至促使腹压骤然变为"负压"状态，使内脏器官瞬间丰满起来，内脏器官各个毛细血管充分扩展开来，让动脉新鲜血液大量涌入内脏。当膈肌持续向下落时，又可以促使腹压大幅度升高，内脏器官容积被压缩，让陈旧血液经静脉离开内脏。反复拔落，会呈现内脏器官血液更新效果。

②可望影响脏腑功能的运动

采用心口窝的相关运动，通过不同的作用影响，可望从生理反应与运动促进两个方面，来影响腹腔内脏功能。比如，利用人们的平滑肌对于机械牵拉较为敏感的生理特性，通过膈肌的机械牵拉，来促进肠管平滑肌的生理功能，增强肠管蠕动力度，促使消化器官内容物（食糜、消化液、粪便等）随之移动，以补充生理功能不足，实现直接改善与促进消化管生理功能的效果。在运动促进方面，采用一些专门用于促进脏器功能的运动，达到改善脏器功能目的，举例如下：

胃排空缓慢者，会引发胃酸、胃胀、胃痛、呕吐、嗳气、胃食管反流等诸多症状，给人们带来痛苦。人们可以采用促使胃排空的"胃肠滑梯转"【图

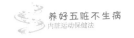

2-3】等运动，将残留在胃内的食糜排出，不仅能直接化解各种各样的相关症状，还能疏通胃肠循环，改善内脏功能，促进相关胃肠疾病的康复。

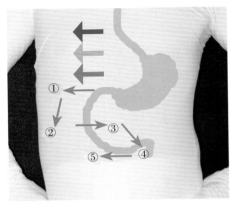

【图 2-3】胃肠滑梯转

胆汁排出障碍时，常常会导致胆囊胀满、肝区不适，从而引发胆囊炎、胆囊结石等相关症状，采用"慢扬胆管"【图 2-4】等运动，沿着胆管走向进行疏通，来引导胆汁的排出过程，以化解胆汁排出障碍。患有胆结石的朋友，可以采用"胆结石排出法"（请参照《养好五脏不生病·内脏健康锦囊》"锦囊 24"）等相关运动的引导，有望排出泥沙样胆囊结石，如此等等。

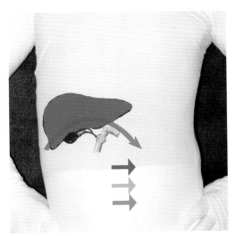

【图 2-4】慢扬胆管

二、称膈为"心口窝"

1."膈"就在心口窝的里面

膈的位置，就在心口窝的里面【图2-5】。
在人们前胸、正中线、胸骨柄的下端，有个
微微凹陷的小窝，被称为胸口，俗称"心口
窝"。我们只要将心口窝动起来，就可以带动
五脏六腑随之运动。

人心可动，是我国最早的内脏运动说。
古人没有"膈"可以运动的概念，位于心口

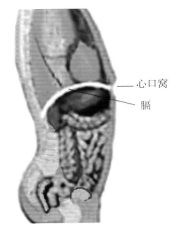

【图2-5】 膈就在心口窝的里面

窝中央的膈，自然而然地被误认为是心，故将膈动感觉描述为心动。

下面，请体验一下"心"的运动感觉：请将心向上提—向下压—向右移—
向左移—向后收—向前挺；这些都是用"心"（膈）来作基本动作时的感觉，
请多体验几遍。

2.为何将膈称呼"心口窝"

膈是驱动内脏运动的关键动力，是文中的重要部分之一。由于人们难以
感觉到膈的具体状态，甚至觉察不到膈的存在，而人们运动膈的感觉，就是
在运动心口窝；换言之，人们日常感觉到的心口窝运动，实际就是膈运动，
应该如何称呼它，确实让人蛮费脑筋。因为"心口窝"只是个部位，没有自
主运动的条件，阐述起来不够准确。如果换成"心"，又与主流医学有悖，心
是个不可以用来运动的脏器。而"膈"的称呼又让人陌生，会使人感到不知
所措，难以操作应用。为此，只有以"心口窝"取代"膈"的称呼，才能比
较通俗易懂，也方便操作应用。只要加以说明，应该能为广大读者所接受，
所以我们在阐述膈的相关运动时，就以"心口窝"取代"膈"；将膈的各种运
动，都称作是心口窝的运动，这样既通俗易懂，又便于操作。尤其是对人体
解剖知识了解不多的朋友，以心口窝取代膈的称呼，是再恰当不过了。为此，
每当文中谈及与"膈"有关的运动时，就依此直接运动心口窝就是了。

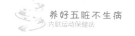
三、端起心口窝

> 人类内脏呈镶嵌状态，本来难以运动，但是，只要人们将心口窝端起来，就如同开启了腹腔解锁密码，使五脏六腑摆脱镶嵌状态，有了可以运动起来的空间，就能够在膈的驱动下直接运动起来。

"端起心口窝"，是内脏保健法的基础动作。只有将胸口膈端起来，才能有效控制内脏，让内脏器官跟随心口窝一同运动起来。就像是开车之前，要先用钥匙开锁，才能启动并驾驶车辆一样，一直到驾驶完毕，才能关闭钥匙。人类直立位的内脏器官，也如同被锁定在腹腔之中，必须开启运动势态，才能运动起来，直到运动结束。

1. 为什么必须端起心口窝

人类腹腔，是呈不规则的扁桶状，堆积在腹腔里面的内脏器官，相互挤压在一起，在较大的腹压与地心引力作用下，内脏器官几乎都是被"镶嵌"在这个不规则的扁桶之中，使内脏既无法移动，也没有运动空间，难以运动起来。同时，膈也被夹持在胸腔与腹腔之间，动作会受到限制，使其驱动能力有限，致使内脏既缺乏运动起来的动力，也没有运动起来的条件。为此，无论人们如何努力运动身体，对于内脏器官的影响都很有限，难以有效疏通脏腑气血，更无法从根本上改变腹腔内脏的压抑状态。

（1）让腹腔内脏得以宽松

当我们端起心口窝时，两肋展开，微微上提，如同在腹腔之中撑起一把小伞一般，让腹腔宽松、脏器舒展，摆脱了内脏"镶嵌"状态，并让腹腔容积变大了一些、腹压下降了一些，使五脏六腑得到扩展，摆脱束缚，形成了比较宽松的运动空间，让五脏六腑具备了运动起来的条件，就可以顺畅地随同心口窝进行各种运动了。

（2）宽松部位好运动

"内脏运动"的特性就是喜欢宽松的环境，因为呈镶嵌状态的内脏，相互挤压在一起，难以运动起来。运动内脏的前提是"目标部位"需要宽松，也只有宽松的部位，才能运动起来。哪里的环境宽松、有动作空间，就可以在哪里运动。

（3）撑起来的膈肌才更给力

端起心口窝时，将膈肌扩展并微微向上撑起，使其摆脱上挤下压环境的夹持和限制，呈蓄势待发之势，驱动力度倍增，能够带动五脏六腑大幅度运动起来。为此，撑起来的膈肌才更加给力。

2.怎样端起心口窝

端起心口窝的方法很简单，就是挺胸、扩肋、撑心。

图2-6中白颜色的拱形组织，就是膈。端起心口窝，就是将膈向上撑起来。

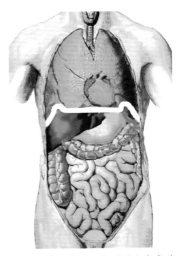

动作是：挺起胸，将两肋下缘微微向两侧扩展，由腹肌配合心口窝向上撑起，如同撑起一把小伞【图2-1】，自我感觉是心口窝被撑了起来。放松心口窝时，腹腔内脏即刻下落还原的感觉明显。现在，请大家把心口窝端起来……多体验几遍。

【图2-6】端起心口窝时的自我感觉

向上端的力度要适中，只用5分力即可。如果过度用力，反而会使膈僵直，甚至动不起来。

四、脏腑分区定位方法

内脏运动保健法可以通过脏腑分区定位（以下简称"脏腑定位"），有选择性地针对自身的某个内脏器官或相关部位，直接进行各种相关运动，来实现有重点、有目标地保健自己内脏器官。

（一）脏腑定位要领

1.什么是定位

"定位"即给动作确定部位，让内脏运动的相关动作，限定在所确定的范

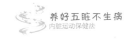

围之内，使之直接作用于重点脏器。

（1）为什么要定位

五脏六腑位置各不相同【图2-7】，定位方法也各自有别。

要做到想运动哪里，就运动哪里，想保健哪个内脏就保健哪个内脏，首先必须掌握各个内脏器官的定位方法，才能实现。

（2）选位需要"三个基本动作"配合

选位时，需要三个基本动作方法（串法、摆法、溜法，详见第三章中的"三个基本动作"方法）来调整位置，才能准确定位。

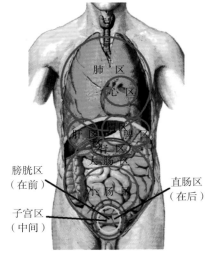

【图2-7】五脏六腑位置示意图
图中，黄色区域代表位置在前；蓝色代表位置在中间；棕色代表位置在后。

只有熟练掌握内脏分区，才能全面掌握内脏运动技巧，才能有效地应用内脏运动保健法。

2.部位选定要领

"脏腑"是五脏六腑的简称。五脏为心、肝、脾、肺、肾。六腑为胆、胃、小肠、大肠、膀胱、三焦。此外，女子胞（子宫）为奇恒之府。五脏六腑，各有属于自己的保健区域，各个部位的具体位置，请参照"五脏六腑位置示意图"【图2-7】标示的部位，人们可以根据自己的保健需要，选择自身需要的保健部位，施以相关的保健运动。

部位的选定内容有二，一是选位，二是定位。脏腑选定分两步进行：

（1）选位

选择部位时，可以通过串法、摆法或者溜法，进行上、下、左、右、前、后的位置调整，来选择出目标部位的位置。

例如，中腹部（以神阙穴为中心）、下腹部（以中极穴为中心）、胸腔等部位【图2-8】，都在正中线上，只需利用上下"串动"方法，串到相应的高度，就可以完成部位的选择了。

又如肝区与脾区，在心口窝一左一右同一条水平线上【图2-9】，我们只需利用左右"摆动"方法，沿心口窝向右摆就是肝区，向左摆就是脾区。

肾区在心口窝后方的11胸椎两侧【图2-10】，沿心口窝向后溜，双肩前挺，腰背后收，就是肾区。

又如膀胱区位于下腹前面【图2-11】，首先要沿心口窝向下串到下腹，再沿下腹向前溜，才是膀胱区。心区位于胸腔的左上方【图2-12】，首先沿心口窝向上串到胸腔，再向左摆，才是心区，如此等等。

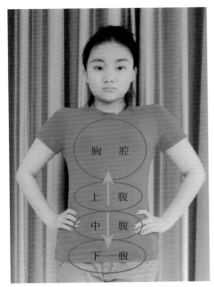

【图2-8】运动时都在上下一条线上

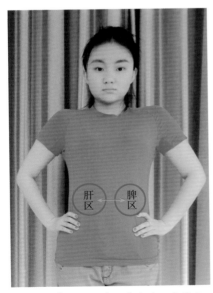

【图2-9】肝区与脾区在左右一条线上

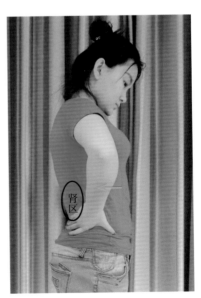

【图2-10】肾区

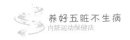
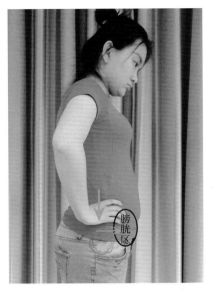
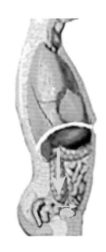

【图 2-11】膀胱区

（2）定位

定位的要领，是将选定的部位撑起来，等同于在这个部位上"端起心口窝"，以使选定部位宽松一点，让部位具有必要的运动空间，以利于运动的展开与发挥，便于将动作集中在这个部位并限定在选定区域之内。

（二）五脏六腑定位方法

1. 五脏定位方法

（1）肝区定位方法【图 2-13】

[位置] 肝区位于心口窝的右侧。

[定位方法] 端起心口窝，沿胸口向右摆，就是肝区，再使肝区扩展开来，就定位在肝区了。

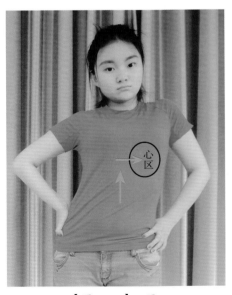

【图 2-12】心区

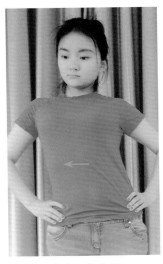
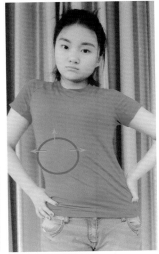

沿胸口向右摆　　　　　沿肝区展开一点

【图 2-13】肝区选位、定位

（2）心区定位方法【图 2-14】

[**位置**] 心区位于胸口的左上方、胸腔偏左部位。

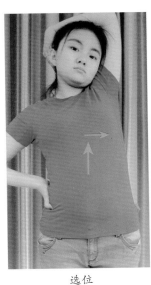
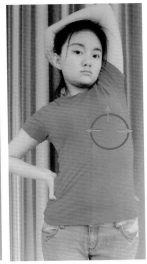

选位　　　　　　　　　定位

【图 2-14】心区选位、定位

[定位方法] 左臂垂直上举、屈肘，左手放在右耳后面，挺胸，端起心口窝，向上串至胸腔，然后向左移，左胸上提，就是心区，再将心区向上撑起一点，就定位在心区了。

（3）脾区定位方法【图2-15】

[位置] 脾区位于心口窝的左侧。

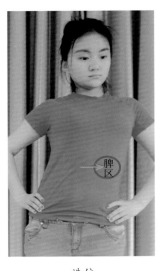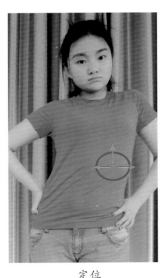

选位　　　　　　　定位

【图2-15】脾区选位、定位

[定位方法] 端起心口窝，沿胸口向左摆，就是脾区，再使脾区撑起一点，就定位在脾区了。

（4）肺区定位方法【图2-16】

[位置] 肺区位于胸腔之中。

[定位方法] 端起心口窝，向上串入胸腔，双肩上耸，使胸廓展开一点，就定位在肺区了。

（5）肾区定位方法【图2-17】

[位置] 肾区位于后腰部脊椎两侧，左右各一只。

034

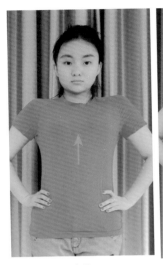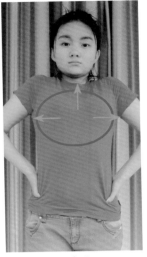

选位　　　　　　　　　　定位

【图 2-16】肺区选位、定位

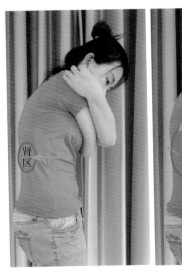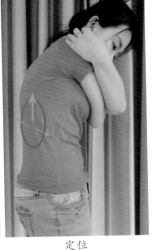

选位　　　　　　　　　　定位

【图 2-17】肾区选位、定位

[**定位方法**] 端起心口窝，双肩向前拢（也可双臂向前平举、屈肘，两肘重叠，双手扣在对侧肩部），沿胸口向后溜到底，就是肾区，再使背肌沿肾区

左右扩展开来，就定位在肾区了。

2.六腑定位方法

（1）胆区定位方法【图2-18】

［**位置**］胆区位于胸口右侧、肝脏下面，胆区与肝区下部位置略有重叠。

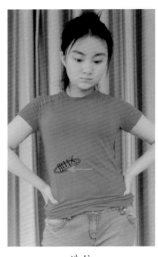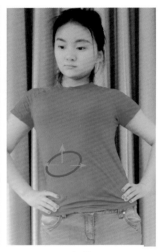

选位   定位

【图2-18】胆区选位、定位

［**定位方法**］端起心口窝，沿胸口向右摆，就是胆区，再使胆区左右横向展开一点，就定位在胆区了。

（2）胃区定位方法【图2-19】

［**位置**］胃区位于胸口左侧（与脾区位置接近）。

［**定位方法**］端起心口窝，微微左移一点，就是胃区，再使胃区撑起一点，就定位在胃区了。

（3）小肠区定位方法【图2-20】

［**位置**］小肠区位于中腹部。

［**定位方法**］端起心口窝，向下串至脐部，就是小肠区，再使小肠区横向展开，就定位在小肠区了。

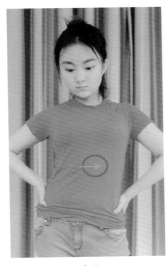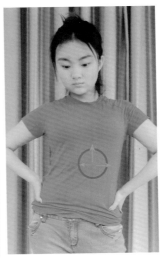

选位   定位

【图 2-19】胃区选位、定位

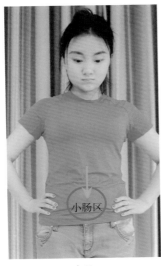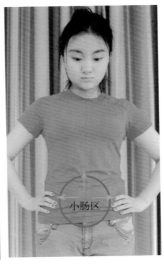

选位   定位

【图 2-20】小肠区选位、定位

（4）大肠区定位方法【图 2-21】

[位置] 大肠区呈"冂"字形，位于小肠区的周围。

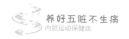
养好五脏不生病
内脏运动保健法

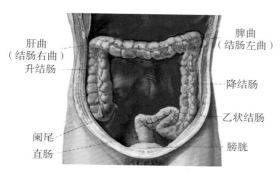

肝曲
（结肠右曲）
升结肠
阑尾
直肠

脾曲
（结肠左曲）
降结肠
乙状结肠
膀胱

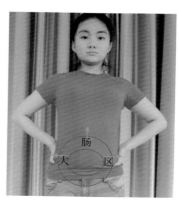

【图 2-21】大肠区选位、定位

[**定位方法**] 大肠区绕腹腔四周，将腹腔前挺并扩展开来就是大肠区了。

（5）膀胱区定位方法【图 2-22】

[**位置**] 膀胱区位于下腹前面。

[**定位方法**] 首先要沿心口窝向下串到下腹，再沿下腹向前溜，就是膀胱区，再使膀胱区撑起一点，就定位在膀胱区了。

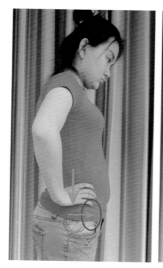
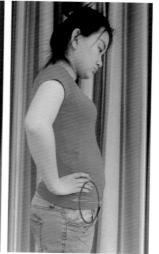

选位　　　　　　　　　　　定位

【图 2-22】膀胱区选位、定位

（6）三焦（三腹）定位方法【图 2-23】

"三焦"为上焦、中焦、下焦，将躯体分为三部分，以中脘部位为中焦，中脘以上到胸腔为上焦，中脘以下为下焦。本文因运动需要，将三焦与胸腔、上腹、中腹、下腹四个部位相对应。

①胸腔定位方法【图 2-24】

［**位置**］胸口以上至锁骨以下的胸腔部位。

［**定位方法**］端起心口窝，向上串到胸腔上方，再将胸腔左右展开，就定位在胸腔了。

②上腹部定位方法【图 2-25】

［**位置**］上起与胸口持平的部位，下至脐孔以上的腹部。

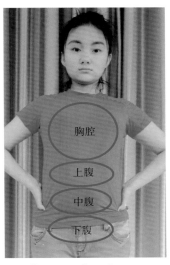

【图 2-23】三焦位置

［**定位方法**］端起心口窝与胸口持平，就定位在上腹部了。

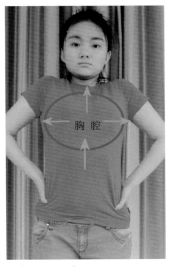

【图 2-24】胸腔定位方法

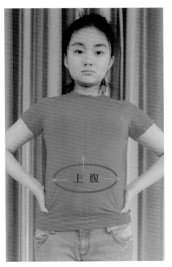

【图 2-25】上腹部定位方法

③中腹部定位方法【图 2-26】

［**位置**］以脐部为中心的区域。

［**定位方法**］端起心口窝，向下串到脐部，再沿脐部撑起来，就定位在神阙部位了。

④下腹部定位方法【图 2-27】

［**位置**］上起脐下，下至耻骨以上，以中极穴为中心的下腹部。

［**定位方法**］端起心口窝，向下串到中极穴（脐下 4 寸），就是下腹部，再利用下腹腹肌将下腹撑起来，就定位在下腹部了。

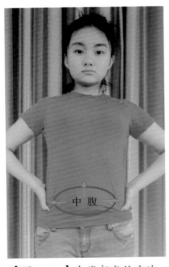
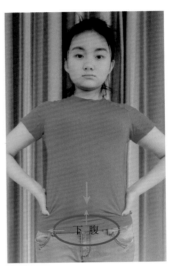

【图 2-26】中腹部定位方法　　　　【图 2-27】下腹部定位方法

附：女子胞（子宫区）与会阴部定位方法

①子宫区定位方法【图 2-28】

［**位置**］子宫区位于盆腔中部、阴道上方。

［**定位方法**］端起心口窝，沿心口窝向下串至中极穴处（下腹部中央），就是子宫区，再利用下腹腹肌将子宫区横向扩展一点，就定位在子宫区了。

②会阴部（含前列腺区）定位方法

［**位置**］会阴部位于躯体最下方，尿道与肛门之间，常用于前列腺、阴道与外阴部保健。

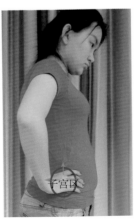

【图 2-28】子宫区定位方法

[**定位方法**] 端起心口窝，向下串到底，就达到会阴部，再将两髋横向展开，使会阴部扩展，就定位在会阴部了。

五、各部位的协调与配合

由于膈肌的组织结构比较单薄，运动方式以上下运动为主。若要将五脏六腑朝着四面八方充分运动起来，并使其达到最佳效果，就需要包括胸廓、腰椎、腹肌、双肩以及髋部等部位的相关运动的密切配合，才能让每个动作都能做到完美。

1. 胸廓是膈的"方向盘"

由于膈是长在胸廓的下端，膈的运动与位置变化，完全由胸廓来操控。胸廓的许多运动，比如向前、向后、向左、向右等，都可以直接改变膈的运动方向，并且有效弥补了膈只善于上下运动、不善于横向运动的缺陷。胸椎下方的腰椎以及上面的双肩，可以通过影响胸廓的形态间接配合膈的运动。

2. 腰椎是胸廓的依托

腰椎由五块腰椎骨连接，上接胸椎、下连骶骨。胸廓的一切运动，都离不开腰椎的配合。腰椎的配合不仅可以协助胸廓的前、后、左、右运动，也控制着胸廓的高低升降变化。腰椎挺直、弯曲、左右倾斜、前后移动，都可以直接调整胸廓的形态，影响膈的运动位置与运动状态。例如：将腰椎向上挺直时，运动中心在上腹部；将腰椎向下弯时，运动可以在下腹；将腰椎左移，运动趋向左侧；将腰椎向右移，运动趋向右侧；将腰椎向前移，运动趋向前腹；将腰椎向后移，运动趋向后腹，如此等等。

3. 双肩可以操控胸廓

双肩长在胸廓顶端的两侧。双肩的运动，可以直接影响胸廓，起到方向盘的作用，并且能够协助操控膈的运动方向与运动方式，主要配合膈在胸腔的运动与上腹部的运动。

①双肩上耸，可以配合膈进行各种胸腔运动。在运动胸腔脏器时，须将

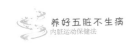
双肩同步提升起来，才能使运动达到胸腔位置。

②双肩的上下运动，会让胸廓上下提降，可以影响膈肌的上下运动，常用于配合上下串动。

③单侧提肩，可以使胸廓向提升侧倾斜，而使运动偏向提肩一侧。例如端起胸口膈并提升右肩时，运动中心趋向上腹右侧（肝区）；将左肩全力向上提升时，运动部位趋向胸腔左侧（心区）。

④双肩可以反方向配合心口窝运动。由于双肩在胸廓上方，膈在胸廓下方，将上方向左牵动，下面会向右反方向倾斜。当双肩向前牵动时，膈会向后依，使动作在后腹部；双肩向后移时，膈会向前挺，让动作趋向前腹部；双肩左右移动，可以反方向配合上腹左右抻牵，即向左抻牵时，双肩向右移配合，可以使左抻动作更加到位，向右抻时，双肩则向左移动配合。

4.髋部配合盆腔与会阴部运动

髋部运动是指两侧髋关节（位于臀部左右两侧的股骨头与髋骨连接部位）的相关运动，它可以影响盆腔与下腹的运动。左右髋部的同步运动与异步运动，会产生不同的运动效果：

①两侧髋部的同步运动，是指两髋同方向运动，以产生向左、向右、向前、向后、向上、向下的趋向与变化，来配合膈的各种运动。例如：两髋同步左右移动，可以配合下腹与盆腔的左右摆动与左右抻牵；两髋同步前后运动，可以配合前后溜动与纳努。

②两侧髋部的异步运动，是指两髋反方向运动。例如：双髋向左右两侧展开，就敞开了会阴，配合盆腔与会阴部运动；双髋同时向内收拢，就闭合了会阴部，配合由盆底向上去的动作；如果将左髋向前、右髋向后，就会产生左侧扭髋动作；如将右髋向前、左髋向后，就会产生向右侧扭髋动作。

髋部与胸廓，一个是配合下腹与盆腔运动，一个是配合上腹与胸腔运动，都是比较关键的运动配合部位，务必多多练习与体验，熟练掌握，灵活应用。

5. 腹肌"全方位"配合

"腹肌"是腹部各个相关肌群的统称，此外，躯体的许多肌肉，比如胸肌、背肌、肋间肌等，都参与着内脏运动。这些肌肉虽然在外部配合运动，却可以帮助膈肌提升运动力度，影响运动部位，让膈肌在腹腔、胸腔、盆腔的各个部位都能运动自如，并进行全方位配合。我们以三个基本动作为例：

①进行"溜法"运动时，腹肌基本上是起主导作用；如果没有腹肌的前后同步运动的配合，很难使溜动的动作到位。

②"摆法"是左右摆动的运动，腹肌的配合，使动作明快，增强摆动效果。

③"串法"是上下垂直串动的运动，需要胸肌、腹肌等诸多肌群同步上下运动来配合，才能使串动更加顺畅、到位。

其他诸多运动方法，诸如抻、拔、转、旋等，都需要腹肌的有效配合，才能实现应有的运动效果。

6. 呼吸配合最关键

膈肌的主要任务是驱动呼吸。我们利用膈肌运动内脏，只是给膈肌增加一项任务，但不能影响它的主要任务。所以，我们运动时的每一个动作，都必须与呼吸紧密配合。同时，运动内脏的主要目的之一，就是向内脏细胞输送充足的氧气，以保障内脏细胞的正常代谢与履行应有的生理功能。所以，呼吸配合是内脏运动的关键。一定要把动作与呼吸密切结合起来，运动时原则上不可以憋气。

呼吸配合的要领，是随着运动方向，边运动边呼吸。其规律是：

①前后方向运动时的呼吸配合：向后运动时呼气，向前运动时吸气。

②左右方向运动时的呼吸配合：向右运动时呼气，向左运动时吸气。

③上下方向运动时的呼吸配合：向下运动时呼气，向上运动时吸气。

④单方向运动的呼吸配合：运动时呼气，还原时吸气。

7. 怎样配合

理论上讲起来挺复杂，实际做起来很简单。配合方法就是顺其自然，需要的时候，相关部位都能自然而然地配合上去，不必刻意追求。

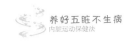

第三章 动作方法与技巧

内脏运动的主要方法可分为"快动作"与"慢动作"，快动作包括"三个基本快动作"与"衍生快动作"；慢动作包括"三个基本慢动作"与"慢中有快"动作（是在慢动作的持续过程中加入快动作），这些都是内脏运动保健法的核心内容，需要牢牢掌握。

一、快动作

"快动作"是指动作快捷，每个单位动作用时不足 1 秒钟，连续往返运动，或者单方向连续运动的运动模式。

（一）"三个基本动作"方法

> **"三个基本动作"是所有心口窝运动方法之母，其他各种动作，都是由这三个动作变化而来，熟练掌握"三个基本动作"，是全面掌握运动内脏的基础。**

物体运动，离不开前、后、左、右、上、下这六个方向，其他运动方向都是由这六个方向变化而来。内脏运动也不例外，我们将这六个方向归咎为三个往返动作：溜法（前后方向的动作）、摆法（左右方向的动作）、串法（上下垂直动作），方法技巧非常简单，一学就会，容易记忆。以下各举一例，请大家中悟出其基本动作技巧与要领。

1. 溜法

溜法是前后方向直线水平往返运动，收进来、挺出去，可在腹腔与胸腔的不同部位进行前后溜动，按照不同的运动部位，分为十余种溜动方法，例如"溜肝区""溜心区"等，溜动方法的要领基本都相同，只是运动部位不同。后面文中，有诸多溜动方法，均只讲部位、不谈方法。我们以"溜神阙"（脐孔）为例，可从中悟出溜法的基本动作技巧与要领，以掌握其他不同部位的溜动方法。

溜神阙

溜神阙是将神阙穴（位于脐孔）收进来、挺出去，沿着前、后方向，纵向水平溜动。

[**动作要领**]由腹肌与腰椎配合心口窝，在中腹部进行前后方向水平运动。

[**分解动作**]端起心口膈，①向后溜：沿脐孔向后溜到底，同时呼气；②向前溜：沿脐孔向前溜，同时吸气。

[**动作细节**]向后溜时，腰椎向后依，腹肌向后收，心口窝沿脐孔向后抵，同时将双肩尽量向上提，使后腹部宽松，这样可以将腹腔内脏向后溜到底【图 3-1A】。向前溜时，腰椎向前挺，腹肌向前拥，心口窝向前顶，双肩向下落【图 3-1B】，沿脐部溜到前方尽头处，动作要与呼吸密切配合。请大家把动作连续起来，做 2 个 8 拍。

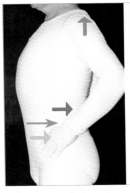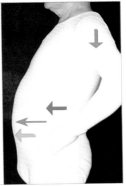

【图 3-1A】向后溜　　【图 3-1B】向前溜

［**作用说明**］将内脏器官前后溜动，可以舒缩内脏容积、疏通脏腑血液、化解久坐危害、促进脏器功能。

2.摆法

摆法是左右方向直线往返动作，先向右摆，再向左摆，可在腹腔与胸腔各个不同部位进行左右摆动，也分为十余种不同部位的摆法，例如"摆肝区""摆心区"等。所有的摆法，动作要领基本都相同，只是动作部位不同。后面文中，有诸多摆动方法，均只讲动作部位、不谈动作方法。下面，我们以"摆上腹"为例，请大家从中悟出摆法的基本动作技巧与要领，以掌握所有不同部位的摆法。

摆上腹

上腹是指与胸口下方持平的部位。摆上腹是在上腹左右横向直线往返摆动。

［**动作要领**］以腹肌、腰椎与肩部配合心口窝左右摆动。

［**分解动作**］端起心口窝，定位于上腹部，①沿上腹向右摆到右侧尽头处，同时呼气；②向左摆到左侧尽头处，同时吸气。

［**动作细节**］以腹肌与腰椎同步摆动配合心口窝左右摆动，①向右摆时，腰椎向右摆，腹肌向右拥，心口窝向右顶，右肩再微微上提一点【图 3-2A】，使右侧上腹宽松，这样可以将腹腔脏器摆到右侧尽头处；②向左摆时，腰椎

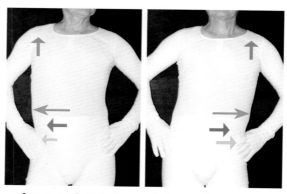

【图 3-2A】摆上腹　　【图 3-2B】向左摆上腹

向左摆，腹肌向左拥，心口膈向左顶，左肩微微上提【图 3-2B】，以让左上腹宽松，使腹腔内脏向左摆向左侧尽头处。如此反复左右摆动，动作要与呼吸密切配合。请把动作连续起来，做 2 个 8 拍。

[作用说明] 将内脏器官左右摆动，可以促使脏器内部血液流通，荡涤积滞瘀腐，促进上腹部的肝、肾、脾、胃等内脏器官的健康与生理功能。

3. 串法

串法就是上下垂直往返串动，串上去，再串下来。

串法按照不同的运动部位，也分为十余种串动方法，例如"串肝区""串心区"等。所有的串动方法与要领，也都基本相同，只是动作部位不同。我们以"上下串腹"为例，请大家从中悟出串法的动作技巧与要领。

上下串腹

上下串腹是沿正中线上下垂直往返串动。

[**动作要领**] 以胸廓、腰椎、腹肌和肩胛与髋部共同配合心口窝。

[**分解动作**] 端起心口窝，①沿胸口垂直向上串向胸腔，同时呼气；②垂直向下串向会阴，同时吸气。

[**动作细节**] 向上串时，胸廓向上举，双肩向上耸，腹肌向上拥，心口窝垂直向上顶【图 3-3A】，串向咽喉，同时呼气。向下串时，胸廓与腰椎垂直向下捣，腹肌向下坠，髋部向两侧展开（使会阴部宽松），心口窝向下抵【图

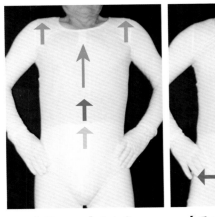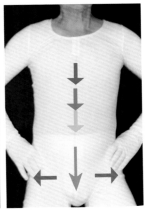

【图 3-3A】向上串　　　【图 3-3B】向下串

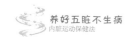

3-3B】，将动作串向会阴部，同时吸气。如此上下反复串动，动作要与呼吸密切配合。请大家把动作连续起来，做2个8拍。

[**作用说明**]上下串动可以震荡腹腔内脏，驱散脏腑积滞，化解久坐危害，促进脏腑生理功能。

（二）部位动作

所谓"部位动作"，是指在选定部位之内进行的各种各样的相关动作。

1. 由"溜法"衍化来的部位动作

定位于不同部位，可以让溜法在不同部位进行，衍化出"溜法"在各个不同部位的"部位动作"，例如：

（1）溜上腹

即"溜胸口"，是将胸口窝收进来、挺出去，前、后方向溜动。

端起心口膈，定位于胸口，以膈肌为主导，腹肌配合。①沿胸口向后水平收拢，要收到底，收的同时呼气【图3-4A】；②沿胸口向前挺出，同时吸气【图3-4B】。

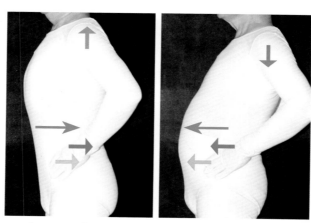

【图3-4A】向后溜　　　　　【图3-4B】向前溜

（2）溜下腹

又称"溜中极"，先定位于中极穴（脐下4寸处），再沿中极穴前后溜动，①向后溜呼气【图3-5A】；②向前溜，吸气【图3-5B】。

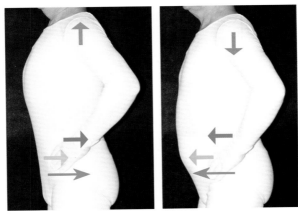

【图3-5A】向后溜下腹　　【图3-5B】向前溜下腹

（3）溜肝区

先定位于肝区，再在肝区前后溜动，①向后溜，呼气【图3-6A】；②向前溜，吸气【图3-6B】。

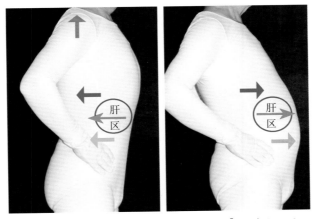

【图3-6A】向后溜肝区　　【图3-6B】向前溜肝区

（4）溜脾区

先定位于脾区，再在脾区前后溜动，①向后溜，呼气【图3-7A】；②向前溜，吸气【图3-7B】。

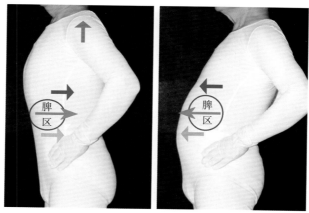

【图 3-7A】向后溜脾区　　【图 3-7B】向前溜脾区

（5）溜心区

先定位于心区，再在心区前后溜动，①沿心区向后溜，呼气【图 3-8A】；②向前溜，吸气【图 3-8B】。

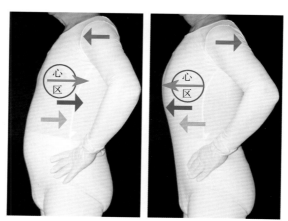

【图 3-8A】向后溜心区　　【图 3-8B】向前溜心区

（6）其他部位的溜法

例如溜膀胱区、溜升结肠区、溜会阴区、溜直肠区、溜胸腔等，各个部位的溜动，动作和方法都是相同的，只是部位不同。

2.由"摆法"衍化来的部位动作

摆法同样可以在不同部位进行，举例如下：

（1）摆下腹【图3-9】

先定位于下腹（中极穴），再在下腹部左右摆动，①向右摆，同时呼气；②向左摆，同时吸气。

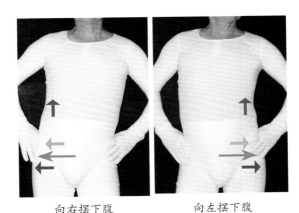

向右摆下腹　　　　　　　向左摆下腹

【图3-9】摆下腹

（2）摆中腹【图3-10】

先定位于中腹（神阙穴），再在中腹部左右摆动，①向右摆，同时呼气；②向左摆，同时吸气。

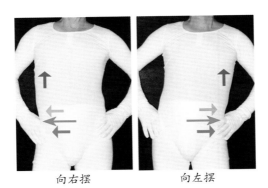

向右摆　　　　　　　向左摆

【图3-10】摆中腹

（3）摆肝区【图 3-11】

先定位于肝区，再在肝区左右摆动，①向右摆，同时呼气；②向左摆，同时吸气。

（4）摆肾区【图 3-12】

先定位于肾区，再在肾区左右摆动，①向右摆，同时呼气；②向左摆，同时吸气。

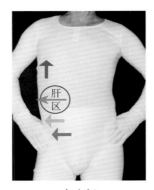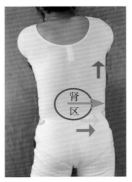

向右摆　　　　　　　　　向右摆（从后背看）

【图 3-11】摆肝区　　　　　【图 3-12】摆肾区

（5）摆心区【图 3-13】

先定位于心区，再在心区左右摆动，①向右摆，同时呼气；②向左摆，同时吸气。

（6）其他部位的摆法

例如摆脾区、摆胃区、摆膀胱区、摆子宫区、摆会阴（前列腺）区、摆直肠区、摆胸腔等，各个部位的摆动，动作要领和方法都是相同的，只是部位不同。

3. 由"串法"衍化来的部位动作

串法同样也可以在不同部位、以不同的幅度进行，举例如下：

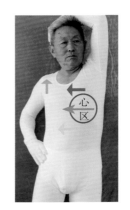

向右摆

【图 3-13】摆心区

（1）串膀胱区【图 3-14】

先定位于膀胱区，再在膀胱区小幅度地上下串动，①向上串，同时呼气；②向下串，同时吸气。

（2）串肾区【图 3-15】

先定位于肾区，再沿肾区小幅度地上下串动，①向上串，同时呼气；②向下串，同时吸气。

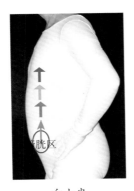 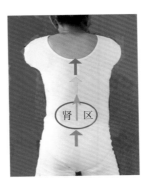

向上串　　　　　　　从后背看

【图 3-14】串膀胱区　　【图 3-15】串肾区

（3）串心区【图 3-16】

先定位于心区，再在心区小幅度地上下串动，①沿心区向上串，同时呼气；②向下串，同时吸气。

（4）串脾区【图 3-17】

先定位于脾区，再在脾区小幅度地上下串动，①沿脾区向上串，同时呼气；②向下串，同时吸气。

（5）串肝区【图 3-18】

先定位于肝区，再在肝区小幅度地上下串动，①沿肝区向上串，同时呼气；②向下串，同时吸气。

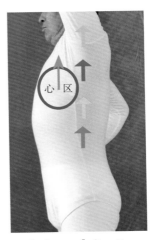

【图 3-16】串心区

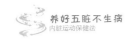
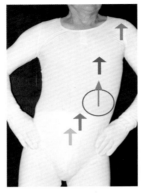
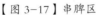
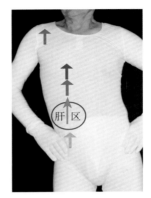

【图 3-17】串脾区　　　　　　【图 3-18】串肝区

（6）其他部位的串法

例如串降结肠区、串升结肠区、串会阴区、串直肠区、串右胸腔、串左胸腔等，各个部位的串动，方法都是相同的，只是部位不同，如此等等。

（三）常用衍生快动作

所谓"衍生快动作"，是指由两种基本快动作交替衍化而成的、种类繁多的不同动作模式。

如果我们把三个基本快动作比喻为颜色之中的红、黄、蓝三原色，其他颜色都是由这三原色调配出来的，三个基本动作也能够衍化出多种动作来。例如，将溜法与摆法交替搭配，可衍变出"旋法"；将摆法与串法交替搭配，可衍变出"转法"；将串法与溜法交替搭配，可衍变出"绕法"；如果将三个基本动作各自持续延长 3 秒钟，又衍变出"三个基本慢动作"以及"缓动作""慢中有快"动作，如此等等，举例如下：

1. 旋法

"旋法"是摆法与溜法两种动作交替变换而形成的环形动作。旋法的基本动作是：向右摆、向后溜，向左摆、向前溜，绕部位水平旋转，类似于光盘旋转模式，可在腹腔与胸腔的各个不同部位进行旋动，方法要领基本相同。我们以"平旋上腹"为例，请大家从中悟出旋法的动作技巧与要领，以掌握在所有不同部位的旋法。

（1）平旋上腹

"上腹"位于与心口窝持平部位；"平旋"即水平旋动；"平旋上腹"即沿与心口持平部位，进行顺时针旋动。

［**动作要领**］以心口窝为主导，胸廓与腹肌配合，沿上腹部向右、向后、向左、向前，回到原处旋一圈，其动作如同拨动光盘在上腹部旋动。

［**分解动作**］端起心口窝，使动作在上腹部，①从胸口向右摆、向后溜、向左摆、向前溜，回到原处，沿上腹顺时针旋一圈，同时呼气；②同样方法再旋一圈，同时吸气【图 3-19】。请大家把动作连续起来，做 2 个 8 拍。

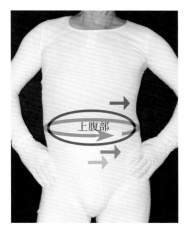

【图 3-19】平旋上腹

［**作用说明**］旋动可以疏通拥塞，整合划一，安抚脏腑。

（2）旋法的部位动作

旋法同样可以在不同脏腑部位进行，举例如下。

①平旋下腹【图 3-20】：即沿下腹顺时针旋动，下腹位于与中极穴（脐下 4 寸）持平部位。

动作：端起心口窝，定位于下腹，从下腹前向右、向后、向左、向前，回到原处，沿下腹腔顺时针旋一大圈，同时呼气。

②平旋胸腔【图 3-21】：即沿胸腔顺时针旋动，胸腔位于心口窝上面的胸腔之中。

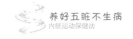

　　动作：端起心口窝，定位于胸腔，从前胸向右、向后、向左、向前，回到原处，沿胸腔顺时针旋一圈，同时呼气。

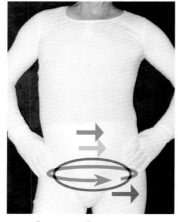
【图3-20】平旋下腹

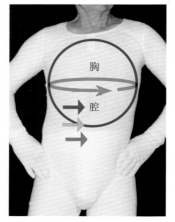
【图3-21】平旋胸腔

　　③旋心区【图3-22】：先定位于心区，再沿心区顺时针旋动，一圈呼气，一圈吸气。

　　④旋肝区【图3-23】：先定位于肝区，再沿肝区顺时针旋动，一圈呼气，一圈吸气。

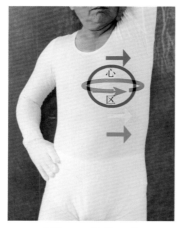
【图3-22】旋心区

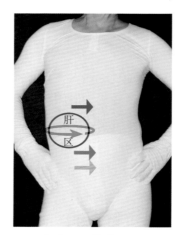
【图3-23】旋肝区

⑤旋脾区【图3-24】：先定位于脾区，再沿脾区顺时针旋动，一圈呼气，一圈吸气。

⑥平旋中腹【图3-25】：首先定位于中腹部（神阙穴），再沿中腹部顺时针旋动，一圈呼气，一圈吸气。

⑦旋盆底【图3-26】：先定位于盆底（腹腔最下方），再沿盆底顺时针旋动，一圈呼气，一圈吸气。

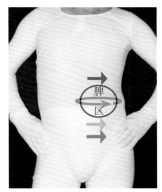 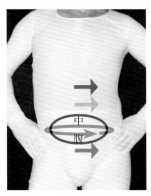 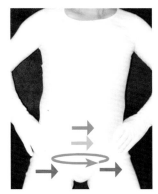

【图3-24】旋脾区　　　　　【图3-25】平旋中腹　　　　　【图3-26】旋盆底

⑧其他部位的旋法：例如旋降结肠区、旋升结肠区、旋会阴（前列腺）区、旋直肠区、旋右胸等，各个部位的旋动，动作要领和方法都是相同的，只是部位不同。

2. 转法

"转法"是摆法与串法交替形成的环形动作。转法的基本动作是：向右摆、向上串，向左摆、向下串，绕部位转一圈，如同拨动风扇在腹腔转动，可在腹腔与胸腔不同部位进行转动，方法要领基本相同。

（1）顺转腹腔【图3-27】

顺转腹腔是顺时针沿腹腔转大圈，要一圈呼气，一圈吸气。

[动作要领] 由腹肌、胸廓、腰椎共同配合心口窝，沿腹腔转动。

[分解动作] 端起心口窝，移向左肋缘，①从左肋向下串，沿下腹向右摆，经右肋向上串，沿上腹向左摆回到原处转一圈，同时呼气；②同样方法再转

一圈，同时吸气。请大家把动作连续起来，做2个8拍。

[作用说明] 转动可以疏通内脏血液，化解久坐危害，促进消化与排泄功能。

（2）转法的部位动作

转法同样可以在不同部位进行，举例如下：

①转心区【图3-28】：先定位于心区，然后沿心区顺时针转动，一圈呼气，一圈吸气。

②转肝区【图3-29】：先定位于肝区，再沿肝区顺时针转动，一圈呼气，一圈吸气。

③转脾区【图3-30】：然后沿脾区顺时针转动，一圈呼气，一圈吸气。

④转肾区【图3-31】：先定位于肾区，再沿肾区顺时针转动，一圈呼气，一圈吸气。

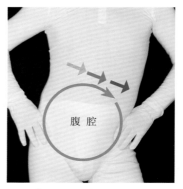

【图3-27】顺转腹腔

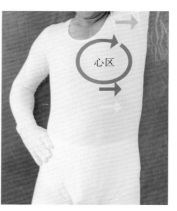

【图3-28】转心区

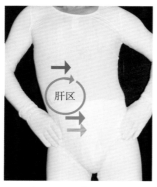

【图3-29】转肝区

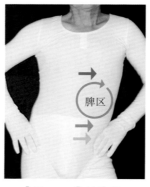

【图3-30】转脾区

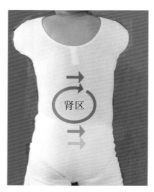

【图3-31】转肾区

⑤转下腹【图 3-32】：先定位于下腹，再沿下腹顺时针转动，一圈呼气，一圈吸气。

⑥其他部位的转法【图 3-33】：例如顺转胸腔、转胃区、转膀胱区、转直肠区、转子宫区等，各个部位的转动，方法都是相同的，只是部位不同，效果不同，相关方法技巧，请效仿"顺转腹腔"【图 3-27】。

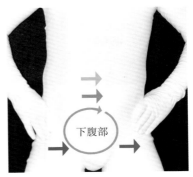

【图 3-32】转下腹

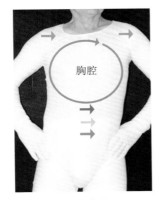

顺转胸腔

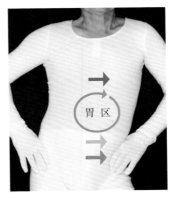

转胃区

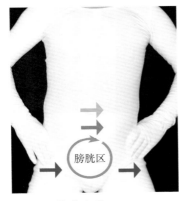

转膀胱区

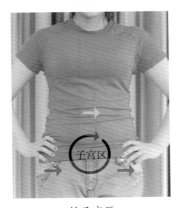

转子宫区

【图 3-33】其他部位的转法

（3）逆转

"逆转"是指逆时针转动，诸如"逆转腹腔""逆转胸腔""逆转肾区""逆转肝区"等。方法技巧与顺转方向相反，动作方法与要领基本相同，比如逆转腹腔，是逆时针方向转动【图 3-34】，方法与要领与顺转腹腔【图 3-27】相同，只是转动方向相反。

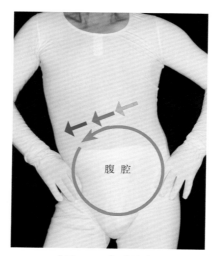

【图 3-34】逆转腹腔

3. 绕法

"绕法"是串法与溜法交替形成的纵向环形动作。绕法的基本动作是：向后溜、向上串，向前溜、向下串，回到原处绕一圈，如同车轮在腹内前进的动作模式，可在腹、胸不同部位进行转动。

（1）顺绕车轮【图 3-35】

顺绕车轮是沿正中线纵向绕动，顺绕即顺时针绕动，顺绕的动作，如同拨动车轮向前进。

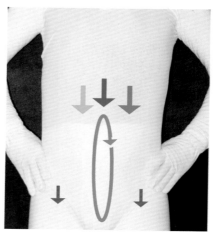

【图 3-35】顺绕车轮

[**动作要领**] 以心口窝中心部位与胸廓为主导，腹肌、腰椎配合。

[**分解动作**] 端起心口窝，①沿前腹壁向下、从盆底向后、沿腰椎向上，遇膈肌向前、回到胸口，绕腹一圈，同时呼气；②同样方法再顺绕一圈，同时吸气。

[**作用说明**] 绕动可以疏通内脏循环，调整脏腑血液，促进脏器功能。

（2）绕法的部位动作

绕法同样也可以在不同部位、以不同的幅度进行，举例如下：

①绕膀胱区【图 3-36】：先定位于膀胱区，再在膀胱区小幅度地绕动；顺绕一圈，同时吸气；再绕一圈，同时呼气。

②绕降结肠区【图 3-37】：先定位于降结肠区，再沿降结肠区绕动；绕一圈，同时吸气；再绕一圈，同时呼气。

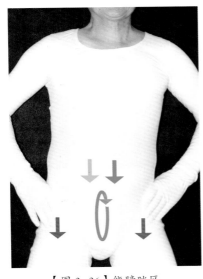

【图 3-36】绕膀胱区

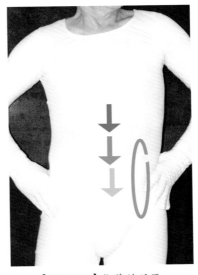

【图 3-37】绕降结肠区

③绕心区【图 3-38】：先定位于心区，再在心区绕动；绕一圈，同时吸气；再绕一圈，同时呼气。

④绕脾区【图 3-39】：先定位于脾区，再在脾区绕动；绕一圈，同时吸气；再绕一圈，同时呼气。

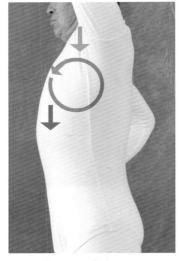

【图3-38】绕心区

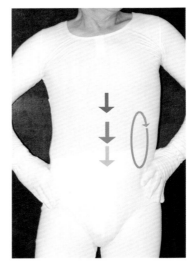

【图3-39】绕脾区

⑤绕肝区【图3-40】：先定位于肝区，再在肝区绕动；绕一圈，同时吸气；再绕一圈，同时呼气。

⑥绕子宫区【图3-41】：先定位于子宫区，再沿子宫区绕动；绕一圈，呼气；再绕一圈，吸气。

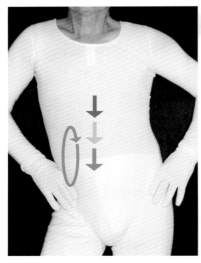

【图3-40】绕肝区

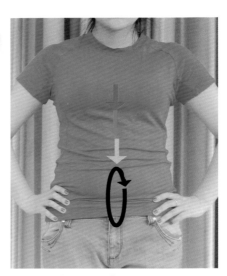

【图3-41】绕子宫区

⑦其他部位的绕法【图3-42】

例如微绕胃区、微绕直肠区、绕胸腔、微绕前列腺区等，各个部位的绕动，方法与要领都是相同的，只是部位不同。

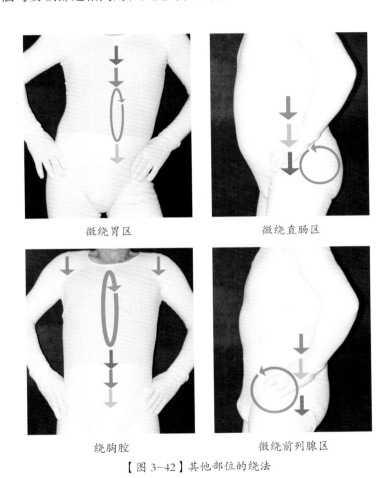

微绕胃区　　　　　　　　　　微绕直肠区

绕胸腔　　　　　　　　　　微绕前列腺区

【图3-42】其他部位的绕法

4. 振、飞、荡、蹲与盘法

（1）中腹三振

"振法"是由摆法衍化而来的单方向动作，与摆法不同的是，振法是单方向水平直线动作，动作略带突发性和冲击感，振一下迅速还原，可在腹腔与胸腔不同部位进行振动，方法要领基本相同。

［**动作要领**］由腹肌配合心口窝，是沿脐向右振 3 下、停 1 拍，再向左振 3 下、停 1 拍。

［**动作方法**］端起心口窝，①沿脐部向右突然振一下，还原【图 3-43A】，同时呼气；②再振一下，还原，同时吸气；③再振一下，还原，同时呼气；④停 1 拍，同时吸气；⑤在脐部向左突然振一下【图 3-43B】，还原，同时呼气；⑥再振一下，还原，同时吸气；⑦再振一下，还原，同时呼气；⑧停 1 拍，同时吸气。请将动作连续起来做 4 次。

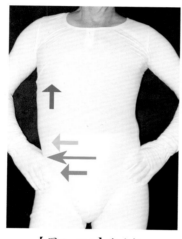

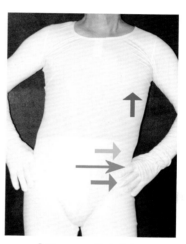

【图 3-43A】向右振
（沿脐向右突然振一下，立即还原，连振三下停一拍）

【图 3-43B】向左振
（向左振三下停一拍）

［**动作特点**］突发、快速、有震颤感；有望激发神经反射与脏腑功能。

（2）绕脐飞燕【图 3-44】

"飞法"也是串法与摆法交替结合而成，沿右腹向上串、向左快速飞出。

［**动作要领**］由腹肌配合心口窝，从右下腹经脐右侧向上、奔左肋部、呈弧形快速飞出，如同燕子绕脐飞过。

［**动作方法**］端起心口窝，①在右下腹（即回盲部）突然聚拢腹肌，并同时引导聚拢点飞速向上、向左，弧形闪电式绕脐飞向左肋，旋即消失、还原，同时呼气；②停一拍，同时吸气。请将动作连续起来做 4 次。

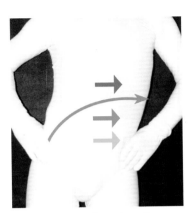

【图 3-44】绕脐飞燕

［**动作特点**］突发、快速、飞闪而过、立即消失。

（3）荡会阴

"荡法"动作是串法与溜法交替衍变而成。

［**动作要领**］由髋部、腰椎、腹肌与骶部配合心口窝，在会阴部进行前后方向的下弧形荡动，动作如同荡秋千。

［**动作方法**］端起胸口膈，①从骶骨后方向下、经会阴向前、向上崛起到耻骨、会阴部要收紧、耻骨要上扬一下【图 3-45A】，同时呼气；②由耻骨向下、经会阴向后、再向上回到骶骨后，并将骶骨向上翘一下【图 3-45B】，同时吸气。请将动作连续起来做 4 次。

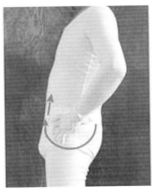 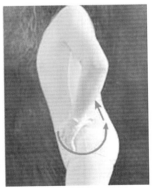

【图 3-45A】耻骨向上扬　　【图 3-45B】骶骨向上翘

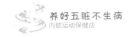

（4）蹿升结肠【图3-46】

"蹿法"是垂直向上的单方向动作，如同
"串法"之中的向上串动作。

"蹿升结肠"是沿升结肠区自下向上蹿动。

动作是端起心口窝，定位于升结肠区，①沿
升结肠区自下向上蹿动，同时呼气；②还原，
吸气。

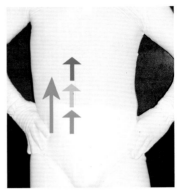

【图3-46】蹿升结肠

（5）上下盘背【图3-47】

"上下盘背"（盘法）是在腰背部呈"之"字、
坡形直线摆动，前4拍向上盘、后4拍向下盘。

动作是端起心口窝，双肩向前收拢，胸廓向后依，让动作在后背部位进行。①从左髋下沿后腰向右髋上方，呈斜上方摆动，同时呼气；②从右髋上沿后腰向左肋下缘，呈斜上方摆动，同时吸气；③从左肋下缘沿后腰向右膈下方，呈斜上方摆动，同时呼气；④从右膈下方沿后背向左膈上方，呈斜上方摆动，同时吸气；⑤从左膈上沿后背向右膈下方，呈斜下方摆动，同时呼气；⑥从右膈下沿后腰向左肋缘，呈斜下方摆动，同时吸气；⑦从左肋缘沿后腰向右髋上，呈斜下方摆动，同时呼气；⑧从右髋上沿后腰向左髋下呈斜下方摆动，同时吸气。请大家把动作连续起来，做2个8拍。

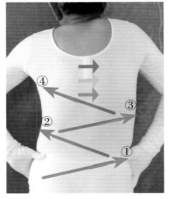
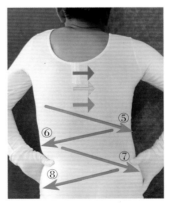

【图3-47】上下盘背

（四）运动中的内脏

大家一定很想知道，当我们做内脏运动操时，腹腔里面的内脏器官，究竟能不能跟随各种动作一起运动起来呢？下面，就请大家看一下做三个基本动作时拍下来的 X 光照片。

溜法是向后溜【胶片1】，向前溜【胶片2】。

摆法是向右摆【胶片3】，向左摆【胶片4】。

串法是向上串【胶片5】，向下串【胶片6】。

人类内脏可以运动起来

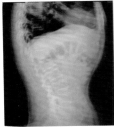 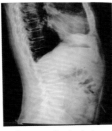 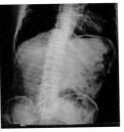

【胶片1】向后溜　　【胶片2】向前溜　　【胶片3】向右摆　　【胶片4】向左摆
（溜法）　　　　　　　　　　　　（摆法）

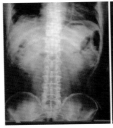 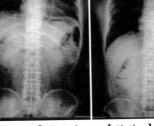

【胶片5】向上串　　【胶片6】向下串
（串法）

虽然从 X 光照片上，我们看不清楚腹腔内脏器官的具体轮廓，但是，我们可以从透光度的改变，看出内脏的移动与变化。一般情况下，脏器密度大的部位透光度比较差，会显得白亮一点；脏器稀薄的部位，透光度较好，会稍暗一点；有气体的部位透光度最好，自然是深黑色。通过比对，我们就不难看出，运动时内脏器官的移动与变化情况。

首先让我们看一下，正常情况下，人们腹腔里面的内脏，紧紧地压缩在腹腔之中【胶片7】。

再看一下运动时的内脏位置变化：向上串可使腹腔形态明显上升；通过两图对比可见【胶片8-1】，当向上串动时，膈肌穹顶向上提升了8cm左右，降结肠的顶端被提升了10cm左右。

从透光度上看，向上串动时，上面白亮【胶片8-2】，下面较暗，说明腹腔内脏向上面提升起来了。向下串动时，腹腔内脏整体下降，聚在一起，密不透光【胶片8-3】。

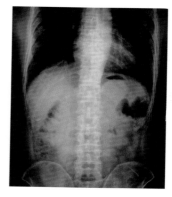

【胶片7】静止时的腹腔内脏

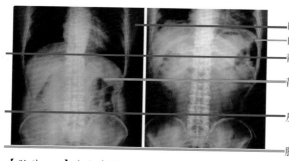

向上串时膈肌穹顶位置
向上串时降结肠顶端位置
静止时膈肌穹顶位置
静止时降结肠顶端位置
从髋骨上缘处对齐为准
胶片下面对齐

【胶片8-1】向上串时与静止时比较，膈肌与降结肠位置明显提升
膈肌穹顶大约提升8cm左右，降结肠顶端大约提升10cm左右

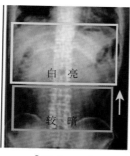

白 亮

较 暗

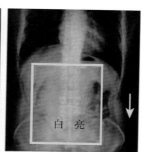

白 亮

【胶片8-2】
向上串时大部分
内脏被提升起来

【胶片8-3】
向下串时内脏下移

向右摆动时，腹腔内脏整体右移【胶片9-1】，右侧白亮，左侧较暗，说明脏器移向右面；向左摆动时，腹腔内脏整体左移【胶片9-2】，左侧白亮，右侧较暗，说明大部分脏器移向了左面。

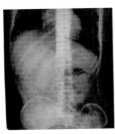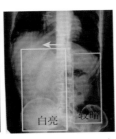

向右摆动时，
腹腔内脏整体右移 ｜ 右侧白亮（说明内脏较多）；左侧较暗（说明内脏较少）

【胶片9-1】

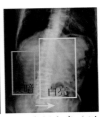

向左摆动时，腹腔内脏整体左移 ｜ 左侧白亮（说明内脏较多）；右侧较暗（内脏较少，说明大部分内脏已经移向了左侧）

【胶片9-2】

　　向后溜动时，腹壁向后收拢、内脏整体后移【胶片10】；向前溜动时，腹壁向前拓展、内脏向前移了【胶片11】。

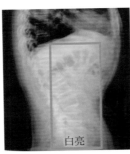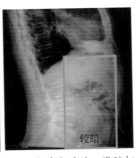

向后溜动时，内脏整体后移，后腹白亮，说明内脏比较密集

【胶片10】

向前溜动时，腹腔拓展，全腹较暗，说明内脏较为舒展

【胶片11】

　　我们还可以看到，左上腹的降结肠内存在一些黑颜色的气体，气体是降结肠上端位置的标志物，这些气体的位置与形态的上、下、左、右变化【胶片12】，也可以看出，做内脏运动时，脏器的位置变化。

　　从这些影像可以看出，内脏运动保健法可以将内脏器官直接运动起来。

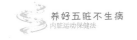
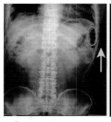①向上串时气体位置上移

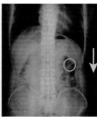②向下串时气体位置下移

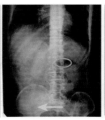③向右摆时气体位置向左移

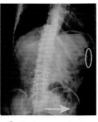④向左摆时气体位置向右移了

【胶片12】

二、慢动作

慢动作是指单位动作时间较长，一般需要将动作延续 3 秒钟以上的动作。慢动作包括"三个基本慢动作""缓动作""慢中有快"三个类型。

（一）三个基本慢动作

"三个基本慢动作"是指"抻法""拔落"与"纳努"，是由三个基本动作衍化而来。动作方法与三个基本动作相同，只需将动作持续 3 秒钟。

1. 抻法

"抻法"是由摆法衍化而来的慢动作，为左右横向、单方向、持续的直线抻牵动作，抻牵到极限处之后，要持续抻牵 3 秒钟。动作可在腹腔与胸腔不同部位进行不同方向的抻动，方法要领基本相同。以抻上腹为例：

（1）右抻上腹【图 3-48】

抻上腹是沿胸口向左、右横向直线抻牵，按照抻牵方向，分为右抻与左抻。

右抻上腹是沿胸口自左向右单方向直线抻牵，达到尽头处持续抻牵 3 秒钟。

［动作要领］以胸廓、腰椎与腹肌共同配合，沿胸口向右直线水平抻牵。

［分解动作］端起心口膈，①胸廓与腰椎同步向右移、腹肌向右撑、心口窝向右顶，沿胸口向右抻，同时呼气，抻到尽头处持续抻 3 秒钟；②还原，吸气。请大家把动作连续起来，做 2 个 8 拍。

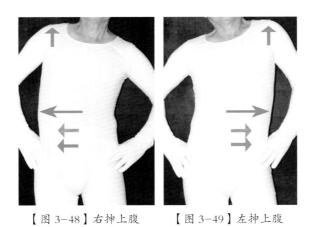

【图3-48】右抻上腹   【图3-49】左抻上腹

[**作用说明**] 抻牵可使内脏产生持续性单方向转移，形成沿抻牵方向"前紧后松"的内脏状态，比如向左抻牵时，内脏向左侧移动，使左侧"拥挤"，左侧脏器压力增高，血液回流静脉，而右侧"宽松"，会形成持续性低压，血液大量涌入脏腑，微循环畅通。此动作有益于拯救内脏休眠细胞，改善脏器生理功能，辅助康复内脏疾病。抻法分为向左抻与向右抻，两者只是方向不同，动作方法要领基本相同。

（2）左抻上腹【图3-49】

左抻上腹是自左向右抻牵胸口窝，达到尽头处之后，持续抻牵3秒钟再放松。动作技巧与右抻相同，只是方向相反。

（3）抻法的部位动作

①右抻心区【图3-50】：先定位于心区，然后沿心区向右持续抻牵3秒钟；抻时呼气，还原吸气。左抻心区，是以同样方法沿心区向左持续抻牵3秒钟；抻时呼气，还原吸气。

②右抻肝区【图3-51】：先定位于肝区，然后沿肝区向右抻持续抻牵3秒钟；抻时呼气，还原吸气。左抻肝区，是以同样方法沿肝区向左持续抻牵

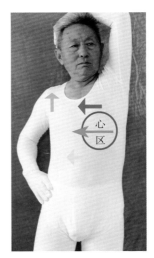

【图3-50】右抻心区

071

3 秒钟；抻时呼气，还原吸气。

③右抻脾区【图 3-52】：先定位于脾区，然后沿脾区向右持续抻牵 3 秒钟；抻时呼气，还原吸气。左抻脾区，是以同样方法沿脾区向左持续抻牵 3 秒钟；抻时呼气，还原吸气。

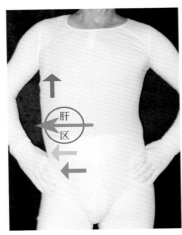

【图 3-51】右抻肝区

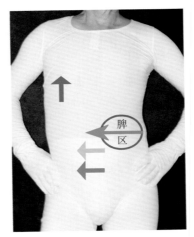

【图 3-52】右抻脾区

④右抻肾区【图 3-53】：先定位于肾区，然后沿肾区向右持续抻牵 3 秒钟；抻时呼气，还原吸气。左抻肾区，是以同样方法沿肾区向左持续抻牵 3 秒钟；抻时呼气，还原吸气。

⑤右抻中腹【图 3-54】：先定位于中腹，然后沿中腹向右持续抻牵 3 秒钟；抻时呼气，还原吸气。左抻中腹，是以同样方法沿中腹向左持续抻牵 3 秒钟；抻时呼气，还原吸气。

⑥右抻下腹【图 3-55】：先定位于下腹，然后沿下腹向右持续抻牵 3 秒钟；抻时呼气，还原吸气。左抻下腹，是以同样方法沿下腹向左持续抻牵 3 秒钟；抻时呼气，还原吸气。

⑦其他部位的抻法：例如微抻降结肠区、微抻

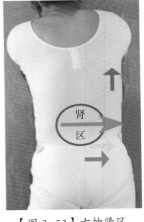

【图 3-53】右抻肾区

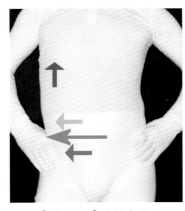

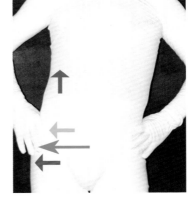

【图 3-54】右抻中腹 　　　　　【图 3-55】右抻下腹

升结肠区、微抻会阴区、微串直肠区、抻胸腔、微抻膀胱区等，各个部位的抻动，方法都是相同的，只是部位不同，效果不同。

2. 拔与落

拔与落是由"串法"衍化而来的慢动作，所不同的是力度强、有持续，要将动作延长 3 秒钟，然后还原，可在腹腔与胸腔不同部位进行上拔与下落，方法要领基本相同，动作分为拔法与落法。

拔法：动作如同向上串，上串达到尽头处时，要持续上拔 3 秒钟，然后还原。

落法：动作如同向下串，下串到会阴部时，也要持续 3 秒钟然后还原，以拔落腹腔为例。

（1）拔落腹腔

拔落腹腔是沿正中线垂直向上拔到极限处持续上拔 3 秒钟，再向下落到尽头处，持续 3 秒钟。

［**动作要领**］向上拔时，以胸廓、腰椎、腹肌与双肩配合心口窝向上拔到顶；向下落时，以腰椎、腹肌、髋部与胸廓配合心口窝向下落到底。

［**分解动作**］端起心口窝，①向上拔提，同时呼气；拔到尽头处后，持续上拔 3 秒钟【图 3-56A】。②向下落，髋部扩展，使动作落到会阴下，同时吸气，并持续下落 3 秒钟【图 3-56B】。

[**动作细节**] ①向上拔时：胸廓向上举，双肩向上耸，腹肌向上顶，共同协助心口窝垂直向上提到顶【图 3-56A】，拔向咽喉，将动作持续 3 秒钟，1秒 2秒 3秒，同时呼气。②向下落时：胸廓与腰椎垂直向下降，腹肌向下坠，髋部向两侧展开，心口窝尽量向下抵【图 3-56B】，落向会阴下，将动作持续3 秒钟，同时吸气。请大家把动作连续起来，做 2 个 8 拍。

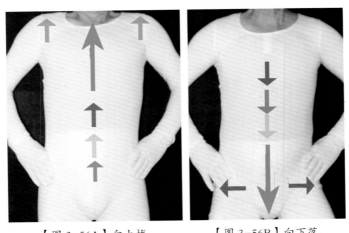

【图 3-56A】向上拔   【图 3-56B】向下落

[**作用说明**] 其调控内脏血液的作用机理，有点像推拉注射器，当我们向上持续拔提时，可使腹压骤减，所形成的持续性低压，让内脏器官的容积得到充分扩展，促使动脉之中的新鲜血液大量涌入脏腑，负压环境促使内脏毛细血管充分扩展，微循环全面畅通；向下持续下落时，腹压骤然增高，内脏器官的容积被压缩，脏器之中的陈旧血液被大量挤出，流回静脉，排出脏器之中的生理垃圾和有害物质，反复拔落，可使内脏血液全面更新。为此，"拔落腹腔"动作又称为"内脏大换血"动作，不仅能化解内脏缺血，拯救内脏休眠细胞，改善脏器生理功能，预防内脏疾病，还是辅助康复各种内脏疾病、防止过劳死与积劳成疾，不可或缺的动作之一。

（2）拔与落的部位动作

拔法同样也可以在不同部位、以不同的幅度进行，我们也将限于脏腑之内的拔法，称之为"微拔"。

①拔落子宫区【图 3-57】：先定位于子宫区，再沿子宫区上下拔落；向上拔，同时呼气；向下落，吸气。

②拔落肾区【图 3-58】：先定位于肾区，再沿肾区拔落；向上拔，同时呼气；向下落，同时吸气。

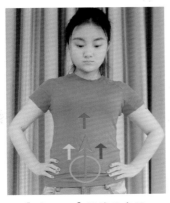 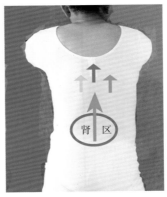

【图 3-57】拔落子宫区　　　　　　【图 3-58】拔落肾区

③拔落心区【图 3-59】：先定位于心区，再沿心区拔落；向上拔，同时呼气；向下落，同时吸气。

④拔落脾区【图 3-60】：先定位于脾区，再沿脾区拔落；向上拔，同时呼气；向下落，同时吸气。

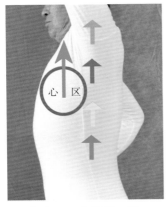 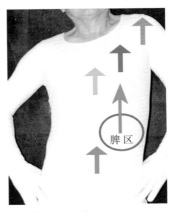

【图 3-59】拔落心区　　　　　　【图 3-60】拔落脾区

⑤拔落肝区【图 3-61】：先定位于肝区，再沿肝区拔落；向上拔，同时呼气；向下落，同时吸气。

⑥拔腹收肛【图 3-62】：以胸廓、腰椎与腹肌配合心口窝，沿直肠区持续向上拔提，同时缩拢肛部括约肌，尽量收拢肛门。方法是：端起心口窝，挺胸微蹲或挺腰坐直；沿骶部（直肠区）垂直向上持续拔提，同时收肛，双肩上耸助力；将动作持续 3~5 秒钟，同时呼气；还原，同时吸气；可连续多做几次。

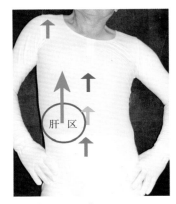 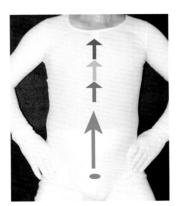

【图 3-61】拔落肝区　　　　【图 3-62】拔腹收肛

⑦其他部位的拔落：例如拔落降结肠区、拔落升结肠区、拔落会阴（前列腺）区、拔落直肠区、拔落胸腔、拔落膀胱区等，各个部位的拔落动作，方法与要领都是相同的，只是部位不同。

3. 纳与努

纳与努是由溜法衍化而来的慢动作，与溜法不同的是，须将动作持续 3 秒钟，分为纳法与努法，可在腹腔与胸腔不同部位进行纳与努，方法要领基本相同。纳法是向后持续收拢，纳到尽头处之后，持续 3 秒钟。努法是向前持续努出，努到尽头处之后，也要持续 3 秒钟。下面，以前努后纳为例：

（1）前努后纳

前努后纳是以脐部为中心进行的纳与努反复交替的动作。

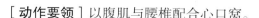

［**动作要领**］以腹肌与腰椎配合心口窝。

［**分解动作**］端起心口窝，①将脐部向后收纳，同时呼气，纳到尽头处持续 3 秒钟【图 3-63A】；②向前努出，同时吸气，努到前腹尽头处持续 3 秒钟【图 3-63B】。

［**动作细节**］①向后纳时：沿脐孔尽量向后纳；腰椎向后依、腹肌向后收、心口窝向后抵、双肩协助背部尽量向上提，使后腹部宽松，这样可以将腹腔内脏向后收到底【图 3-63A】；持续后纳 3 秒钟，同时呼气。②向前努时：腰椎向前挺、腹肌向前努、心口窝向前顶、双肩协助背部向后、向下坠，沿脐向前努到极限处【图 3-63B】；持续前努 3 秒钟，同时吸气。请大家把动作连续起来，做 2 个 8 拍。

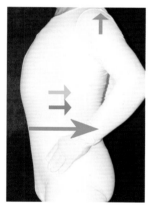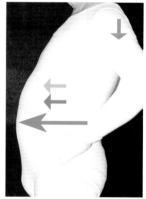

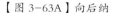

【图 3-63A】向后纳　　　【图 3-63B】向前努

［**作用说明**］其调控血液的作用机理，也像推拉注射器，当我们向后纳时，腹壁向内收拢，腹压增高，内脏容积变小，从脏腑之中溢出的大量血液，回纳静脉；向前努时，腹腔容积增大，让内脏器官的容积得到充分扩展，促使动脉之中的新鲜血液大量涌入脏腑，内脏毛细血管充分扩展，微循环全面畅通，使内脏血液交换，全面更新，以化解内脏缺血，拯救内脏休眠细胞，改善脏器生理功能，预防内脏疾病，也是保健内脏、辅助康复各种内脏疾病、防止过劳死与积劳成疾常用动作之一。

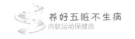

（2）纳与努的部位动作

纳与努，也可以在不同部位进行，如下所示：

①"纳努上腹"：将胸口窝收纳进来，持续收纳 3 秒钟；再努出去，持续
3 秒钟。其基本动作是：端起心口膈，定位于胸口，以膈主导，腹肌配合；沿
胸口向后收纳，要收到底；同时呼气【图 3-64A】，1 秒 2 秒 3 秒；沿胸口向
前努出，同时吸气，1 秒 2 秒 3 秒【图 3-64B】。

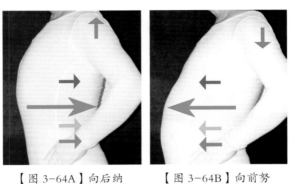

【图 3-64A】向后纳　　　　【图 3-64B】向前努

②"纳努中极"：又称"纳努下腹"，先定位于中极穴（脐下 4 寸处）；
向后纳【图 3-65A】，呼气，1 秒 2 秒 3 秒；向前努，吸气【图 3-65B】，1 秒
2 秒 3 秒。

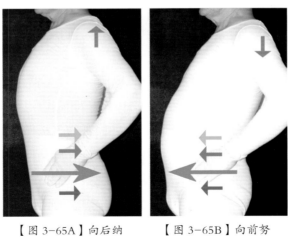

【图 3-65A】向后纳　　　　【图 3-65B】向前努

③"纳努肝区"：先定位于肝区，再在肝区纳努；向后纳，呼气，1秒2秒3秒；向前努，吸气，1秒2秒3秒。

④"纳努脾区"：先定位于脾区，再沿脾区纳努；向后纳，呼气，1秒2秒3秒；向前努，吸气，1秒2秒3秒。

⑤"纳努心区"：先定位于心区，再沿心区纳努；向后纳【图3-66A】，呼气，1秒2秒3秒；向前努，吸气【图3-66B】，1秒2秒3秒。

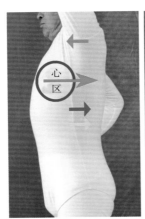 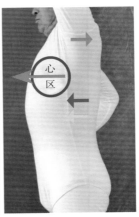

【图3-66A】向后纳　　【图3-66B】向前努

⑥其他部位的纳努：例如纳努膀胱区、纳努升结肠区、纳努降结肠区、纳努胸腔等，方法要领相同，只是部位不同。

（二）缓动作

"缓动作"有别于快动作与慢动作，是一种不快不慢、坚实有力的衍化动作，它是介于"快动作"与"慢动作"之间的幅度较宽、力度较大的连续动作。例如"缓转"要比"转法"慢一些，稍有力度，而比慢动作持续时间短一些，每一动作只需持续1~2秒钟。缓动作是专门用于促进脏器生理功能，引导内脏循环，养护内脏健康的动作。

1.胃肠滑梯转

"胃肠滑梯转"又称"胃肠动力转"，是专门用于促使胃排空的方法。

该动作是按照胃及十二指肠的生理走向，呈幼儿园的滑梯自上向下旋转下落样，引导胃中食物逐渐排空的动作。由于胃肠平滑肌反应比较迟缓，动作采用稍有延迟的"慢抻"与"抻移"方法，将动作稍微延长一些。

[**准备动作**] 平旋上腹2个8拍，动作请参照【图3-67】。动作目的是提升胃及十二指肠的生理状态，同时将胃内容物集中起来。

[**分解动作**] 挺胸坐直，端起心口窝，进行"胃肠滑梯转"【图3-68】。①沿心口窝（胃区）向右慢抻2秒钟，以将胃内食物经幽门引入十二指肠；②沿右侧肋缘向后下方抻移1秒钟，引导下行；③沿后腰部自右向左下方抻移1秒钟，（奔左肋下缘方向）引导下行；④再沿正中线从后向前下方抻移1秒钟，（奔脐孔方向）引导下行；⑤之后向右抻移1秒钟，完成滑梯样旋转动作，引导食糜下行；⑥挺胸坐直，端起心口窝，进行下一次转动；⑦反复转动多次，促使胃容物排空，至症状自然好转。

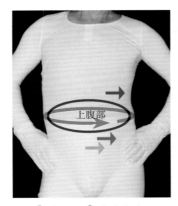

【图3-67】平旋上腹

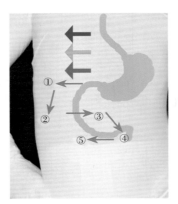

【图3-68】胃肠滑梯转

[**作用说明**] 这是个很重要的胃肠保健动作，讲起来有些啰唆，其实很简单。该动作就像是滑幼儿园的滑梯，从胃部幽门开始，一边顺时针转一边向下落【图3-69】。动作要缓慢而有力，将胃内容物带出来、排出去。请多练几遍，熟练掌握。沿着食糜走向运动胃肠，将残留在胃内的食糜排出，不仅直接化解了各种各样的相关症状，还疏通了胃肠循环，促进胃肠健康。

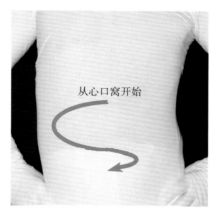

【图 3-69】像转滑梯一样下落

2. 慢扬胆管

"扬"是上弧形动作，如同农民扬场或者扔石头时的抛物线，"慢扬胆管"是沿胆管走向，呈上弧形的扬动方法。

[**分解动作**] 挺胸坐直，端起心口窝，定位于胆区，①沿胆区向左上方缓移 2 秒钟；②向左下方缓移 1 秒钟；③向下缓移 1 秒钟，动作连续起来是一个半弧形【图 3-70】。

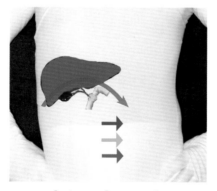

【图 3-70】慢扬胆管

[**作用说明**] 当"胆汁排出障碍"时，常常导致胆囊胀满、肝区不适、胆囊炎、胆囊结石等相关症状，采用"慢扬胆管"，沿着胆管走向进行疏通，来

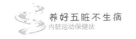

引导胆汁的排出过程，化解胆汁排出障碍。患有胆结石的朋友，可以采用"胆结石排出方法"，排出胆囊结石。正常人餐后做几遍"胆道漫弧转"，有益于保护胆囊，助消化。

3. 慢转腹腔

[**动作要领**] 以腹肌与腰椎配合心口窝，沿腹腔顺时针缓慢转动，以适应肠管平滑肌反应缓慢的特点。

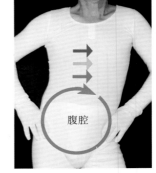

【图3-71】慢转腹腔

[**分解动作**] 端起心口窝，①从左肋向下串，沿下腹向右摆，经右肋向上串，沿上腹向左摆，回到原处转一圈【图3-71】，同时呼气；②同样方法再转一圈，同时吸气。动作与"顺转腹腔"方法相同，区别在于，动作要缓慢而有力。请把动作连续起来，做2个8拍。

4. 其他部位的缓动作

（1）缓旋心区

端起心口窝，定位于心区，再沿心区缓旋，①缓旋一圈，呼气；②再缓旋一圈，吸气【图3-72】。

（2）缓旋肝区

端起胸口窝，定位于肝区，再沿肝区缓旋，①缓旋一圈，呼气；②再缓旋一圈，吸气【图3-73】。

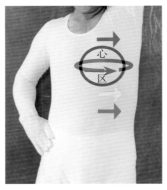

【图3-72】缓旋心区

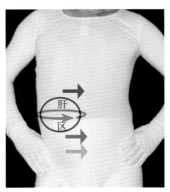

【图3-73】缓旋肝区

（3）缓转肾区

端起心口窝，定位于肾区，再沿肾区慢转，①缓转一圈，呼气；②再缓转一圈，吸气【图3-74】。

（4）缓绕子宫区

端起心口窝，定位于子宫区，再由腰椎与腹肌配合心口窝，沿子宫区缓绕，①缓绕一圈，呼气；②再缓绕一圈，吸气【图3-75】。

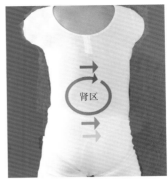

【图3-74】缓转肾区

（5）缓旋盆底

端起心口窝，定位于盆底，再由腰椎与腹肌配合心口窝，沿盆底缓旋，①缓旋一圈，呼气；②再缓旋一圈，吸气【图3-76】。

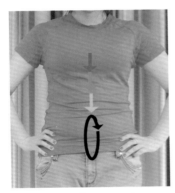

【图3-75】缓绕子宫区

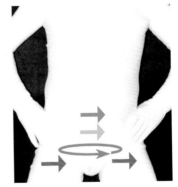

【图3-76】缓旋盆底

（三）慢中有快动作

"慢中有快"动作是将快动作融于慢动作之中，结合成一个动作，其动作效果可呈叠加效应，会远远超出任何一个动作的功效。为此，慢中有快动作常用于康复各种各样的内脏疾病及各种内脏亚健康状态。由于慢中有快动作的功效强烈，也常用于自然排便法，进行寻便、排便、催便、康复便秘症状、化解心肌梗死、排出胆结石等用途。

慢中有快动作的特点是，要在慢动作的持续动作中，进行快动作，将两种动作同时进行，在操作上略有一点难度，运动时要将两种动作的主导部位严格区分开来，各自负责一个动作，互不相扰，方可做到。比如"下腹右抻左串"动作时，要将右抻与左串分开，右抻由胸廓与腰椎负责，一直持续向右抻，同时由腹肌配合心口窝在右下腹部上下串动。这样，各管各的动作，就可以很好的协调与配合了。动作示意图上标示了两个不同方向动作的配合部位，请反复练习，准确把握。

慢中有快动作方法有很多，应用广泛，举例如下：

1．"抻"中有"串"的动作

该动作是在持续抻牵的动作中，同时串动相关内脏。

（1）下腹右抻左串

沿下腹持续做右抻动作，同时在左下腹做上下串动的动作。

方法是：首先沿下腹（中极穴）向右侧平抻，抻到尽头处持续，同时在下腹左侧（降结肠下方）上下串动；向上串动时呼气【图3-77】，向下串动时吸气，串动次数视排便需要而定。

（2）中腹右抻左串（抻串降结肠）

沿中腹持续做右抻动作，同时在左腹进行上下串动的动作。

方法是：沿脐向右侧平抻，抻到尽头处持续，同时再以左膈为主导、腹肌配合，在脐孔左侧（降结肠区）上下串动；向上串动时呼气【图3-78】，向下串动时吸气，串动次数视排便需要而定。

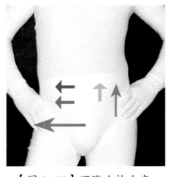 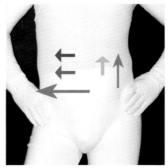

【图3-77】下腹右抻左串　　　　【图3-78】中腹右抻左串
　　　（向上串）　　　　　　　　　（向上串）

（3）胸腔左抻右串

沿胸腔持续做左抻动作，同时在右胸腔进行上下串动的动作。

方法是：先定位于胸腔，沿胸腔向左侧平抻，抻到尽头处持续，同时再以右膈主导，在右胸上下串动；向上串动时呼气【图3-79】，向下串动时吸气。

（4）上腹左抻右串

沿上腹持续做左抻动作，同时在右上腹进行上下串动的动作。

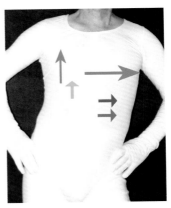

【图3-79】胸腔左抻右串
（向上串）

方法是：沿胸口向左侧平抻，抻到尽头处持续，同时再以右膈（心口窝的右侧部位）为主导，配合右肩，在上腹右侧（肝区）上下串动；向上串动时呼气【图3-80】，向下串动时吸气。

（5）上腹右抻左串

动作与"上腹左抻右串"动作相同，方向相反。

方法是：沿胸口向右平抻，抻到尽头处持续，在上腹左侧（脾区）上下串动；向上串动时呼气【图3-81】，向下串动时吸气。

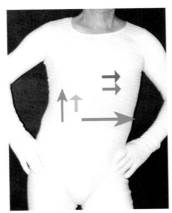

【图3-80】上腹左抻右串
（向上串）

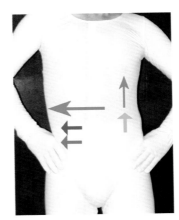

【图3-81】上腹右抻左串
（向上串）

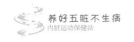

2. "抻"中有"溜"的动作

该动作是在持续抻牵的动作中，同时溜动相关内脏。

（1）上腹左抻右溜

方法是：沿胸口向左侧平抻，抻到尽头处持续，同时以右膈为主导，配合右肩，在上腹右侧（肝区）前后溜动；向后溜动时呼气【图3-82】，向前溜动时吸气。

（2）上腹右抻左溜

方法是：沿胸口向右侧平抻到尽头处持续，沿脾区前后溜动；向后溜动时呼气【图3-83】，向前溜动时吸气。

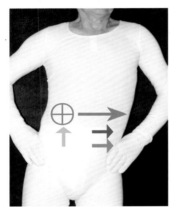 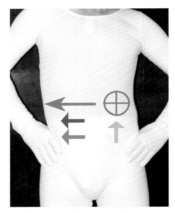

【图3-82】上腹左抻右溜　　　　【图3-83】上腹右抻左溜
（向后溜）　　　　　　　　　　（向后溜）

（3）中腹左抻右溜

方法是：沿脐向左侧平抻，抻到尽头处持续，同时以右膈为主导，在脐孔右侧（升结肠区）前后溜动；向后溜动时呼气【图3-84】，向前溜动时吸气。

（4）下腹右抻左溜

方法是：首先沿下腹（中极穴）向右侧平抻，抻到尽头处持续，同时在下腹左侧（降结肠下方）前后溜动；向后溜动时呼气【图3-85】，向前溜动时吸气。

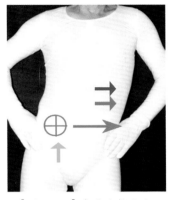
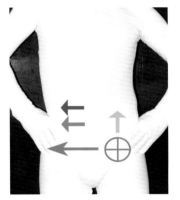

【图 3-84】中腹左抻右溜　　【图 3-85】下腹右抻左溜
（向后溜）　　　　　　　　　（向后溜）

3. "拔" 中有 "摆" 的动作

该动作是在持续向上拔提的动作中，同时摆动相关内脏，也可以理解为 "拔起来摆"。

（1）拔摆上腹

首先定位于上腹（胸口），沿上腹持续向上拔起来，在持续拔提状态下，沿胸口左右摆动，向右摆【图 3-86】，同时呼气，向左摆，同时吸气。

（2）拔摆肾区

首先定位于肾区，沿肾区持续向上拔提，然后沿肾区左右摆动，向右摆【图 3-87】，同时呼气，向左摆，同时吸气。

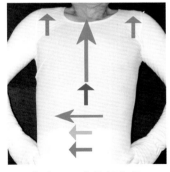
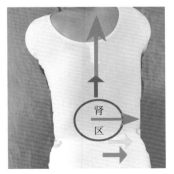

【图 3-86】拔摆上腹　　　　【图 3-87】拔摆肾区
（向右摆）　　　　　　　（从背面看，向右摆）

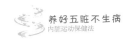
（3）拔摆肝区

首先定位于肝区，沿肝区持续向上拔提，然后沿肝区左右摆动，向右摆【图 3-88】，同时呼气，向左摆，同时吸气。

（4）拔摆心区

首先定位于心区，沿心区持续向上拔提，然后沿心区左右摆动，向右摆【图 3-89】，同时呼气，向左摆，同时吸气。

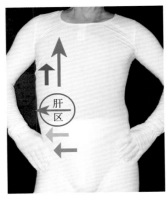

【图 3-88】拔摆肝区
（向后摆）

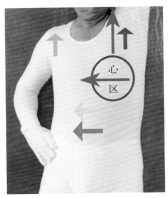

【图 3-89】拔摆心区
（向后摆）

（5）拔摆脾区

首先定位于脾区，沿脾区持续向上拔提，然后沿脾区左右摆动，向右摆【图 3-90】，同时呼气，向左摆，同时吸气。

（6）拔摆胸腔

首先将胸口窝向上提，定位于胸腔，沿胸腔腹持续向上拔提，然后沿胸腔左右摆动，向右摆【图 3-91】，同时呼气，向左摆，同时吸气。

（7）拔摆膀胱区

首先定位于膀胱区，沿膀胱区持续向上拔提，然后沿膀胱区左右摆动，向右摆【图 3-92】，

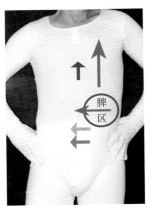

【图 3-90】拔摆脾区
（向右摆）

同时呼气，向左摆，同时吸气。

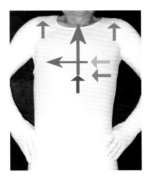
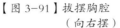
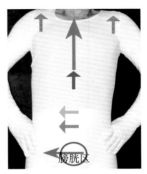

【图 3-91】拔摆胸腔　　【图 3-92】拔摆膀胱区
　　　　（向右摆）　　　　　　　（向右摆）

（8）拔摆中腹

首先定位于中腹（神阙），沿神阙穴持续向上拔提，在持续拔提状态下，沿中腹左右摆动，向右摆【图 3-93】，同时呼气，向左摆，同时吸气。

（9）拔摆下腹

首先定位于下腹（中极穴），沿下腹持续向上拔起来，在持续拔提状态下，沿下腹左右摆动，向右摆【图 3-94】，同时呼气，向左摆，同时吸气。

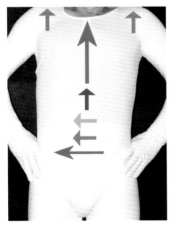
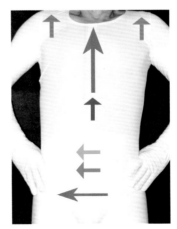

【图 3-93】拔摆中腹　　【图 3-94】拔摆下腹
　　　　（向右摆）　　　　　　　（向右摆）

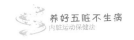

[**作用提示**]①进行以上各种拔摆动作时，持续上拔，可使腹腔容积扩展，内脏器官纳血量增多，同时进行摆动，可以促使动脉血液迅速并大量注入脏腑，加快更新血液速度。②拔摆组合产生的功效，大于拔法与摆法任何一种动作的效果，常用于养护内脏与康复内脏疾病。

4. "拔"中有"溜"的动作

该动作是在持续向上拔提的动作中，同时溜动相关内脏，也可以理解为"拔起来溜"。

（1）拔溜肝区

首先定位于肝区，沿肝区持续向上拔提，然后沿肝区前后溜动，向后溜【图 3-95】，同时呼气，向前溜，同时吸气。

（2）拔溜心区

首先定位于心区，沿心区持续向上拔提，然后沿心区前后溜动，向后溜【图 3-96】，同时呼气，向前溜，同时吸气。

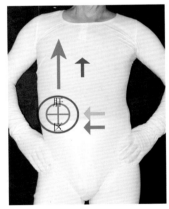

【图 3-95】拔溜肝区
（向后溜）

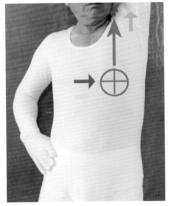

【图 3-96】拔溜心区
（向后溜）

（3）拔溜脾区

首先定位于脾区，沿脾区持续向上拔提，然后沿脾区前后溜动，向后溜【图 3-97】，同时呼气，向前溜，同时吸气。

（4）拔溜胸口

在持续拔提心口窝状态下，前后溜动胸口。动作是：首先定位于胸口，沿胸口持续向上拔提，然后沿胸口前后溜动，向后溜【图3-98】，同时呼气，向前溜，同时吸气。

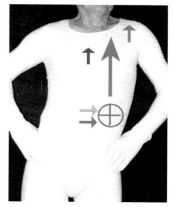 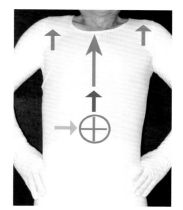

【图3-97】拔溜脾区
（向后溜）

【图3-98】拔溜胸口
（向后溜）

（5）拔溜膀胱区

首先定位于膀胱区，沿膀胱区持续向上拔提，然后沿膀胱区前后溜动，向后溜【图3-99】，同时呼气，向前溜，同时吸气。

［作用提示］持续上拔，可使腹腔容积扩展，内脏器官纳血量增多，同时进行部位溜动，可以促使动脉血液迅速注入选定的脏器，加快更新血液速度，促进脏腑功能。拔溜所产生的功效，大于拔法与溜法任何一种动作的效果，常用于养护内脏与康复内脏疾病。

5."拔"中有"旋"的动作

该动作是在持续向上拔提的动作中，同时在

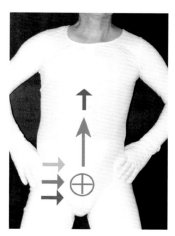

【图3-99】拔溜膀胱区
（向后溜）

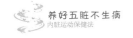
相关部位进行旋动，也可以理解为"拔起来旋"。

（1）拔旋肝区

首先定位于肝区，沿肝区持续向上拔提，然后沿肝区顺时针旋动，旋一圈【图3-100】，同时呼气，再旋一圈，同时吸气。

（2）拔旋心区

首先定位于心区，沿心区持续向上拔提，然后再沿心区顺时针旋动，旋一圈【图3-101】，同时呼气，再旋一圈，同时吸气。

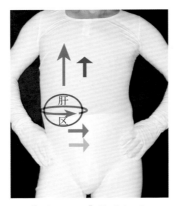
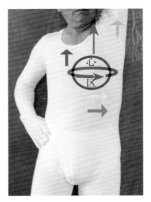

【图3-100】拔旋肝区　　　　【图3-101】拔旋心区

（3）拔旋脾区

首先定位于脾区，沿脾区持续向上拔提，然后沿脾区顺时针旋动，旋一圈【图3-102】，同时呼气，再旋一圈，同时吸气。

（4）拔旋上腹

首先定位于上腹，沿上腹持续向上拔提，然后沿上腹顺时针旋动，旋一圈【图3-103】，同时呼气，再旋一圈，同时吸气。

（5）拔旋胸腔

首先将心口窝向上端进胸腔、定位于胸腔，

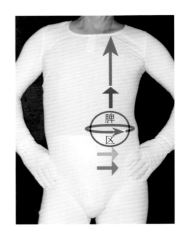

【图3-102】拔旋脾区

沿胸腔持续向上拔提，然后再沿胸腔顺时针旋动，旋一圈【图 3-104】，同时呼气，再旋一圈，同时吸气。

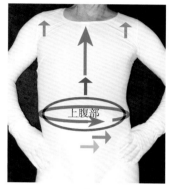
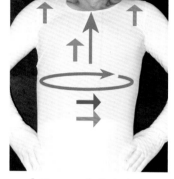

【图 3-103】拔旋上腹　　　　【图 3-104】拔旋胸腔

（6）拔旋膀胱区

首先定位于膀胱区，沿膀胱区持续向上拔提，然后沿膀胱区顺时针旋动，旋一圈【图 3-105】，同时呼气，再旋一圈，同时吸气。

（7）拔旋直肠区

首先定位于直肠区，沿直肠区持续向上拔提，再绕直肠区顺时针旋动，旋动时以髋部旋动配合旋一圈【图 3-106】，同时呼气，再旋一圈，同时吸气。

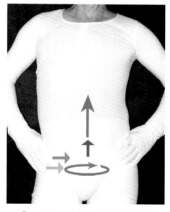
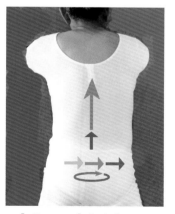

【图 3-105】拔旋膀胱区　　　　【图 3-106】拔旋直肠区

（8）拔旋中腹

首先定位于中腹，沿脐部持续向上拔提，然后沿中腹顺时针旋动，旋一圈【图3-107】，同时呼气，再旋一圈，同时吸气。

（9）拔旋下腹

请参照【图3-108】。

[**作用提示**]进行拔旋动作时，持续上拔，可使腹腔扩展，内脏器官纳血大幅增多，同时进行旋动，让内脏注入更多的新鲜血液，加快更新血液速度。组合产生的功效，大于任何一种单一动作的效果。

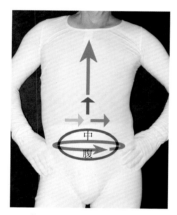 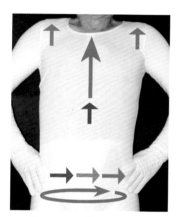

【图3-107】拔旋中腹　　　　　【图3-108】拔旋下腹

6.“纳”中有“摆”的动作

该动作是在持续向后收纳的动作中，同时摆动选定的部位，也可以理解为“在纳中摆”。

（1）纳摆骶部

将动作部位定位于盆底，首先向后持续收纳，然后沿后下腹部左右摆动，沿后腹部向右摆【图3-109】，同时呼气，向左摆，同时吸气。

（2）纳摆肾区

首先定位于肾区，并向后持续收纳，然后再沿肾区左右摆动，向右摆【图3-110】，同时呼气，向左摆，同时吸气。

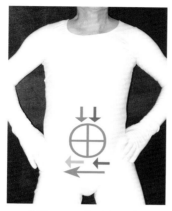

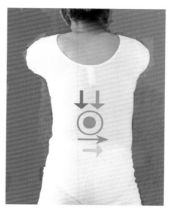

【图 3-109】纳摆骶部　　　　　【图 3-110】纳摆肾区

[**作用提示**] ①动作时，持续后纳将腹腔内脏向后压缩，使脏腑纳血大幅度减少，同时左右摆动，让内脏之中的陈旧血液更多地回纳静脉，以排除脏腑之中的生理垃圾和各种有毒有害物质；还原时，腹腔内脏器官恢复原有容积，让大量新鲜血液进入脏腑，实现排除毒素、更新血液的目的。②纳摆组合产生的功效，远远大于纳法与摆法任何一种动作的效果，常用于养护内脏与康复内脏疾病。

7. 阅图说明

以上诸多慢中有快动作，都是将两种动作同时进行，让动作稍有难度。两个动作须分别由不同部位主导，各自施动，才能协调一致、有条不紊。图中采用许多不同形态、不同颜色的箭头，表示不同的动作与配合部位，颜色不同的图案，表示动作方法与方向，简要说明如下：图中各种形态的红色尖箭头，表示动作位置与方向，旁边的各色短箭头，表示需要配合动作的不同部位；不同颜色的短箭头，各有示意，具体参见文前使用说明。

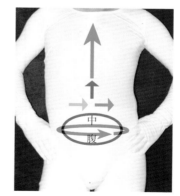

例如【图 3-111】，上面朝上的红色大箭头表示要向上持续拔提，旁边有个紫色箭头代

【图 3-111】拔旋中腹

095

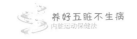

表胸廓，也就是说拔提动作由胸廓负责，通过胸廓尽量上耸将中腹向上拔提起来；下面红色横向的扁环形箭头，表示旋动的部位与方向，旁边一个橙色和一个绿色的短箭头，分别代表腹肌与腰椎，共同配合心口窝旋动中腹。换言之，由胸廓主导持续向上拔提，由腹肌与腰椎配合心口窝在中腹旋动。

又如【图3-112】，上面的箭尾符号表示向后收纳，旁边绿色与紫色的两个短箭头，表示由腰椎与胸廓负责向后收纳；下面指向右侧的红色长箭头，表示沿骶部向右摆动，旁边的橙色与蓝色短箭头，表示由腹肌与髋部配合心口窝向右摆动，即腰椎与胸廓负责向后收纳，腹肌与髋部配合心口窝沿骶部左右摆动。

向左摆动方法相同，方向相反，不再另外附图。

【图3-113】的箭锋符号，表示由迎面过来的动作，由于这是个背面图，动作仍然是代表向后收纳。图意是，腰椎与胸廓负责向后收纳，腹肌配合心口窝沿肾区左右摆动。

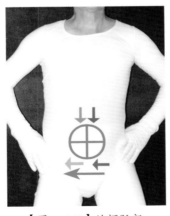

【图3-112】纳摆骶部

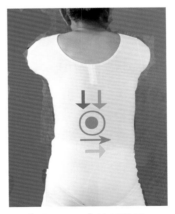

【图3-113】纳摆肾区

8. "纳"中有"转"的动作

该动作是在持续向后收纳的动作中，同时转动选定的部位，也可以理解为"在纳中转"。

（1）纳转骶部（"骶部"即后下腹部）

首先定位于盆底，再向后持续收纳，然后沿后下腹部顺时针转动，沿后下腹部转一圈【图3-114】，同时呼气，再转一圈，同时吸气

（2）纳转肾区

首先定位于肾区，并向后持续收纳，然后沿肾区顺时针转动，转一圈【图3-115】，同时呼气，再转一圈，同时吸气。

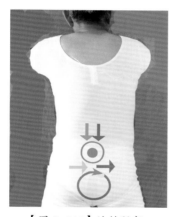
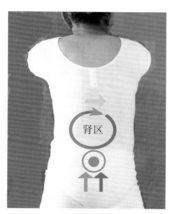

【图3-114】纳转骶部　　　　【图3-115】纳转肾区

[作用提示]①动作时，持续后纳将腹腔内脏向后压缩，使脏腑纳血大幅度减少，同时转动腹腔，让内脏之中的陈旧血液更多地回纳静脉，以排除脏腑之中的生理垃圾和各种有毒有害物质；还原时，腹腔内脏器官恢复原有容积，让大量新鲜血液进入脏腑，实现排除毒素、更新血液目的。②纳转组合产生的功效，也同样远远大于纳法与转法，常用于养护内脏与康复内脏疾病。

9."拔"中有"抻"的动作

该动作是在持续向上拔提的动作中，同时抻牵相关内脏，这是一组"慢中有慢"的动作。"拔"与"抻"都是慢动作，两个慢动作结合起来，会产生更加强烈的功效，常用于保健内脏与排便、催便。

（1）拔抻上腹

首先定位于上腹（胸口），沿上腹持续向上拔起来，在持续拔提状态下，

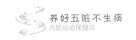

然后沿胸口左右抻牵，向右抻3秒钟，同时呼气，向左抻3秒钟【图3-116】，同时吸气。

（2）拔抻肾区

首先定位于肾区，沿肾区持续向上拔提，然后沿肾区左右抻牵，向右抻【图3-117】3秒钟，同时呼气，向左抻3秒钟，同时吸气。

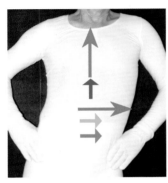

【图3-116】拔抻上腹
（向左抻）

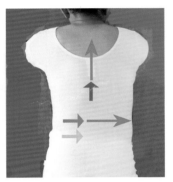

【图3-117】拔抻肾区
（向右抻）

（3）拔抻心区

首先定位于心区，沿心区持续向上拔提，然后沿心区左右抻牵，向右抻【图3-118】3秒钟，同时呼气，向左摆3秒钟，同时吸气。

此外，还有其他诸多"慢中有快""慢中有慢"的动作，不再一一例举，大家可以根据需要，任意结合应用，以增强动作力度，取得最佳功效。

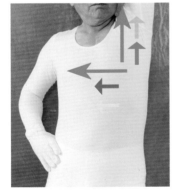

三、快、慢动作的特点与选择应用

1.快动作与慢动作的特点与作用

【图3-118】拔抻心区
（向右抻）

（1）快、慢动作的特点

"快动作"的特点是快捷，有来有往，动作连贯，有节奏感，常常可以按照体操形式进行操作。"慢动作"绵延而抻长，动作须按照秒数持续一段时间，常常做一个动作需要还原。只有"慢中有快"的动作，具有慢、快结合而且连贯，兼有节奏感，并可望大幅度提升动作效果。

（2）快、慢动作的作用

内脏运动的主要作用是运动内脏血液，促进内脏功能。

快动作（例如摆、串、溜、转等）突出一个"快"字，往往匆匆而过，来不及与脏外血液进行交换与连通，又马上变换了动作方向，这就决定了它的作用范围被限定在脏器内部的调整。快动作可以使血液在脏器内部震荡，改善内脏血液分布不均及局部缺血状态，促使附着于内脏内部的有毒有害物质，脱离附着而呈现悬浮与游离状态，以利于排出内脏。快动作也可能激发脏器细胞的兴奋，促进内脏生理功能，如此等等。

慢动作则重在涉外循环与交流。许多可以拓展内脏的慢动作（例如拔法、努法等），通过持续性扩大脏器容积，促使脏器内部压力骤降，让动脉血管里的新鲜血液，在3秒钟减压环境下，迅速进入内脏。而许多可以压缩脏器的慢动作（例如落法、纳法等），则通过缩减内脏容积，促使内脏中的陈旧血液，经连接脏器的静脉血管，在3秒钟持续压力下，快速离开内脏。慢动作所形成的这种吐故纳新作用，可望促使内脏血液更新，促进脏器休眠细胞复苏，从根本上改善脏腑生理功能。

慢中有快动作将快、慢动作结合为一体，既可"内部调整"，又能"对外交流"。例如拔摆上腹，是一边向上拔提，一边左右摆动；向上拔提，让动脉新鲜血液大量涌入内脏；左右摆动，使血液充分摄入、均匀分布；并促使脏器之中有毒有害物质游离，以便排出。

2. 快动作与慢动作的选择应用

内脏运动的各种动作也可有"补""泄"之分。快动作是以"泄"为主的动作，其主要作用在于播散与震荡脏器内部血液，荡涤脏腑污秽。慢动作常常以"补"为主，可以促进血液的循环吐纳，更新内脏血液，从根本上改善内脏血液质量，养护内脏器官，彰显滋补内脏器官的功效。

人们的内脏状态常有虚实倾向，在治疗上，虚证与实证多与补法与泄法

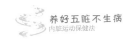

对应，实证宜泄，虚证宜补。然而，内脏运动的"补""泄"功效，不能单纯以快、慢动作而论，而是需要快、慢动作相互配合，相互促进。泄、补搭配，有补有泄，才能奏效。

快动作与慢动作相互搭配，相互结合，即可化解内脏缺血，又能清理堆积于脏腑之中的毒素，以实现改善内脏生理功能。我们常常需要把几个相关动作，搭配应用，将其称之为"动作组合"。

3. 动作组合

（1）何谓动作组合

为了康复内脏疾病，提升保健效果，我们常常选择一些与保健相关的动作，将多个动作组成一个组合，使各个动作相互配合、相互补充，运动起来既有规律，又有效果。"动作组合"是人们日常保健常用的方法之一。

（2）动作组合的方法与特点

动作组合需要根据自身需求进行组合，秉承一选、二分、三验、四练方法，将组合为己所用。

"一选"是选动作。由于人们的健康状态各不相同，选动作要根据自己的实际需要，有的人需要补肾，有的需要养心，有的需要预防，也有的需要治疗。补肾的就多选几种肾区动作，养心就多选一些心区动作，既要选一些快动作，也要选一些慢动作，将这些动作集中起来，准备分组。

"二分"是将所选动作分组。分组时注意快、慢动作搭配，或者兼顾慢中有快动作，每组最少2个动作，多则可以5~8个动作；选出的动作较少时，可以只做一个组合，反复应用；选出的动作较多时，可以组成多个组合，轮流交替使用。组合动作时，快动作与简单的动作，一般放在前面；慢动作与比较复杂的动作，可以放在后面。将组合从头到尾做一遍的时间，一般可以在2~5分钟左右；用作减肥的组合，可以用时8~10分钟。

"三验"是查验动作。看组合里面的动作，是否都适合自己，看组合前后安排是否合理，最后将组合确定下来。

"四练"是练习。将组合的每个动作逐一练好、练熟，动作要连贯划一，应用时，将组合动作按照先后顺序，逐一进行。

（3）动作组合的应用

"动作组合"应用广泛，既可用来保健内脏、预防疾病侵袭，也可用来康复各种内脏亚健康、辅助各种内脏疾病的康复。

4. 动作组合举例

组合一：摆上腹、溜神阙、顺转腹腔、上下串腹，各4个8拍，表示以上组合有4个动作，运动时，按照先后顺序，从摆上腹开始，做完一个动作之后接着做下一个，每个动作4个8拍，逐一做完。

组合二：溜中极、荡会阴、摆下腹、微串膀胱区，各4个8拍，拔腹收肛，2个8拍，表示以上组合有5个动作，运动时，按照先后顺序，从溜中极开始，做完一个动作之后再做下一个；前面4个动作，每个动作4个8拍，逐一做完；后面1个"拔腹收肛"动作，做2个8拍。

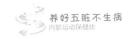

第四章　日常保健

一、内脏运动操

　　"内脏运动操"是日常用于保健内脏器官的常用方法，并可用于预防内脏亚健康，防止积劳成疾与过劳死。内脏运动操总共四节，各种体位（坐、立、蹲、卧、趴）均适用，既可供正常人养护内脏，同样也适合残疾人、卧床病人用来呵护内脏健康、康复内脏疾病。

扫码看视频

内脏运动操

　　立姿做操时，挺胸立直，两腿岔开，双手掐腰；坐姿做操时，挺胸坐直，两腿岔开，双手掐腰；卧姿做操时，两肘要微微向下，抵住床面，以固定躯体，让动作准确到位。

　　第1段：溜纳神阙

　　溜纳神阙是由"溜神阙"与"前努后纳"两个快、慢动作交替组合而成。

　　[要领]定位于中腹（脐部）；由腹肌与腰椎配合心口窝。

　　[方法]第一个8拍，溜、纳，前4拍溜神阙（快动作），后4拍持续后纳（慢动作）：动作是，端起心口膈，①沿脐孔向后溜，腰椎向后依、腹肌向后收、心口窝向后靠、背部向上提，使后腹部宽松，提背可以将腹腔内脏向后收到底，同时呼气【图4-1A】。②沿脐孔向前溜，腰椎向前移、腹肌向前挺、心口窝向前顶，同时吸气【图4-1B】。③重复①的动作，向后溜，呼气。④重复②的动作，向前溜，吸气。5~8拍是慢动作，持续向后纳到底【图4-1C】，同时呼气，一直持到第8拍结束。请大家把动作连续起来，做1个8拍。

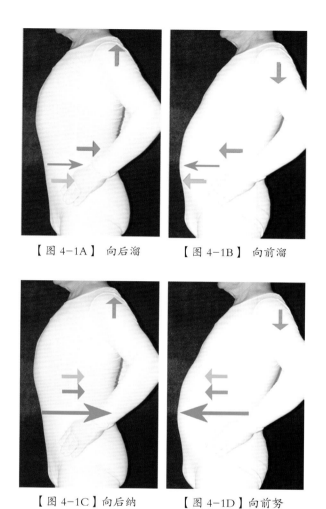

【图 4-1A】 向后溜　　　【图 4-1B】 向前溜

【图 4-1C】向后纳　　　【图 4-1D】向前努

　　第二个 8 拍，方法相同，方向相反。①沿脐部向前溜【图 4-1B】，吸气。②向后溜【图 4-1A】，呼气。③向前溜，吸气。④向后溜，呼气。5~8 拍持续向前努【图 4-1D】，同时呼气，一直持续努到第 8 拍结束。请大家把以上两个 8 拍动作连续起来，做 4 个 8 拍。

　　第 2 段：摆抻上腹

　　摆抻上腹是由"摆上腹"与"左右抻腹"两个动作交替组合而成。

　　[**要领**] 定位于胸口处；以两肋、腹肌与肩部配合。

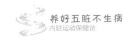

[**方法**] 第一个 8 拍是"摆上腹"与"右抻"组合，前 4 拍向右摆腹，后 4 拍持续向右抻牵，动作是：端起心口窝，①沿胸口向右摆、腹肌向右送，心口窝向右顶，右肩微微上提，使右侧宽松，这样可以将腹腔内脏摆到右侧尽头处，同时呼气【图 4-2A】。②由心口窝引导向左摆、腹肌向左送，心口窝向左顶，左肩微微上提，向左摆到左侧尽头处，同时吸气【图 4-2B】。③重复①的动作，向右摆，呼气。④重复②的动作，向左摆，吸气。5~8 拍持续右抻，右肋向右牵、腹肌向右拥，心口窝向右顶，右肩上提，同时呼气，动作一直持续到第 8 拍结束。请大家把第一个 8 拍动作连续起来做一遍。

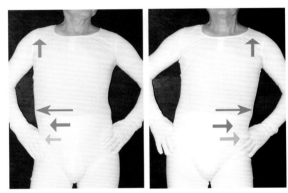

【图 4-2A】向右摆上腹　　【图 4-2B】向左摆上腹

第二个 8 拍，方法相同、方向相反，①向左摆，吸气【图 4-2B】。②向右摆，呼气【图 4-2A】。③向左摆，吸气。④向右摆，呼气。5~8 拍持续向左抻，以与前面同样方法抻到左侧尽头处，同时呼气。请大家将第二节操的动作连续起来，做 4 个 8 拍。

第 3 段：串拔腹腔

串拔腹腔是由"上下串腹"与"拔落腹腔"两个动作交替组合而成。

[**要领**] 以胸廓、腰椎、腹肌和双肩与髋部共同配合心口窝。

[**方法**] 第一个 8 拍，为串、拔组合，前 4 拍上下串腹，后 4 拍持续向上

拔提，动作是：①向上串，胸廓向上举、双肩向上耸、腹肌向上拥、心口窝垂直向上顶【图4-3A】，让心口窝串向咽喉，同时呼气。②胸廓与腰椎垂直向下移、腹肌向下坠，髋部向两侧展开，心口窝向下抵【图4-3B】，串向会阴，同时吸气。③再次向上串，呼气。④再次向下串，吸气。5~8拍持续上拔：胸廓展开、心口窝向上拔，拔到尽头处后持续，到第8拍结束，同时呼气。请大家把动作连续起来，做一遍。

第二个8拍，为串法与落法组合，①向下串【图4-3B】，吸气。②向上串【图4-3A】，呼气。③下串，吸气。④上串，呼气。5~8拍持续向下落，腰椎向下抵、腹肌向下坠、胸廓向下移、敞开髋部，使心口窝抵到会阴下，同时吸气。请大家将第三节操的动作连续起来，做4个8拍。

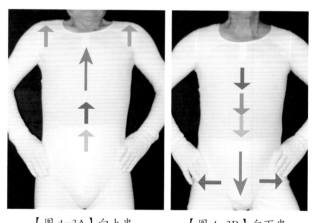

【图4-3A】向上串　　【图4-3B】向下串

第4段：上下拔旋

"上下拔旋"是在持续向上拔提动作下，沿上腹旋两圈、下腹旋两圈，再回到上腹旋两圈、胸腔旋两圈。

[要领] 由双肩自始至终持续向上拔提，旋转动作以膈肌与胸廓为主导，由腹肌、腰椎与髋部配合，在上腹、下腹、胸腔三个部位交替旋动。

[方法] 第1~2拍是"拔旋上腹"。端起心口窝，双肩持续向上拔提。第①拍：

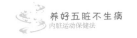
由胸廓、腰椎与腹肌配合心口窝，沿上腹旋一圈【图4-4】，同时呼气。第②拍：再旋一圈，同时吸气。

第3~4拍是"拔旋下腹"。双肩持续向上拔提，由腰椎、腹肌与髋部配合心口窝，沿下腹旋动。第③拍：沿下腹旋一圈【图4-5】，同时呼气。第④拍：再旋一圈，同时吸气。

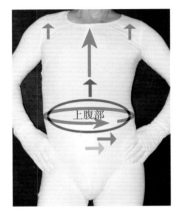

【图4-4】拔旋上腹

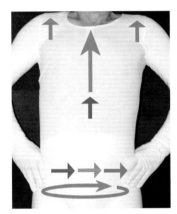

【图4-5】拔旋下腹

第5~6拍回到"拔旋上腹"（重复第①、②拍的动作）。第⑤拍：沿上腹旋一圈，呼气【图4-4】。第⑥拍：再旋一圈，吸气。

第7~8拍是"拔旋胸腔"。首先，将心口窝向上端进胸腔，双肩持续向上拔提，由胸廓配合胸口窝在胸腔旋动。第⑦拍：沿胸腔旋一圈【图4-6】，同时呼气。第⑧拍：再旋一圈，吸气。

以上是一个8拍，请大家将第四节动作连续起来，做4个8拍。

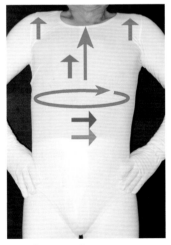

【图4-6】拔旋胸腔

二、睡前保健与晨起保健

1. 睡眠与睡前保健

人们经过了一整天的操劳，腹腔里的内脏器官也会因不适应持续直立而受到不同程度的损伤，使诸多内脏细胞进入休眠状态，导致内脏减员，也可能在某些不利因素影响下出现脏器局部瘀血与肿胀。当内脏遭到损伤时，并没有痛感，而是常常会使人感到莫名的躯体内不适，甚至让人感到蒙蒙地钻心扰肺般难受，常常让人难以入睡。而且，每当人们过于操劳，内脏受损较重时，单靠睡眠是难以化解所有的内脏损伤的。特别是许多不良睡眠习惯，不仅不能化解内脏损伤，甚至会加剧内脏损伤。工作压力过大、过度操劳者，如果不重视睡眠与睡前保健，甚至可能引发积劳成疾或过劳死。

（1）内脏需要睡眠

①睡眠化解直立伤害

睡眠时将身体放平，以摆脱罈装内脏的束缚，让内脏拥有宽松有利的休整环境。每天保证 8 小时睡眠，以修复内脏损伤，化解久坐危害，有益于内脏健康。

中午需要让内脏休息一下，午睡很重要，即便睡不着，躺着也有益消除内脏疲劳。

②不要让伤害累积

内脏器官细胞减员的有效恢复，脏器局部瘀血与肿胀的及时消除，都需要以充足睡眠与适时内脏运动来化解。否则，内脏细胞不断减员会使内脏逐渐萎缩，瘀血与肿胀渐渐加重会引发内脏疾病，一切都在不知不觉中，使人麻痹大意，待到大病突发时，为时已晚。

③注意睡眠健康

人类睡眠主要是为了保养内脏，有些睡眠方式不仅不利于保养内脏，反而会损伤内脏。切记，睡眠时要把身体放平，或仰卧，或侧卧，不要坐着睡，也不要歪着身体睡。

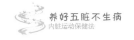
（2）关注内脏亚健康

对于内脏亚健康状态的人群，以及患有内脏疾病的读者朋友，通过睡前保健，在改善内微循环、促进疾病康复、缓解相关不适感觉的同时，也有益于消除睡眠障碍，促使人们轻松入眠，提升睡眠质量。

①关注莫名的不适感

人们把内脏陷入疾病边缘，而尚未达到疾病诊断标准的内脏状态，称之为内脏亚健康。

由于内脏没有痛感神经，每当操劳使内脏受到损伤时，人们几乎没有感觉，常常在睡前躺在床上时，才会隐约感到躯体有一种莫名的不适感。这种不适感常常是内脏亚健康发出的信号，需要到医院检查不适部位，以便及早发现亚健康脏器并采取相应措施。

②以亚健康脏器为重点

睡前保健要以亚健康脏器或者患病脏器作为保健重点部位，动作宜快、慢结合，快动作主要包括摆、串、溜、旋、转等，慢动作有拔、抻以及慢中有快的拔摆、拔溜、拔旋等动作。人们可以从中选择3~5个动作，每晚进行3~5分钟部位运动，以改善局部循环，拯救休眠细胞，促进脏器功能，使之逐渐恢复健康。

③用"卧姿六抻法"呵护内脏健康

采用"卧姿六抻法"进行睡前保健，可使各个内脏都能消除积腐，全面更新血液，并让各个内脏器官在睡眠中始终保持最佳状态，不仅有益于充分化解久坐危害造成的内脏损伤，还能提升内脏器官免疫力。

"卧姿六抻法"是沿着六个不同方向抻牵五脏六腑，促使胸腔、腹腔、盆腔内各个内脏器官充分舒展、充盈，引入大量新鲜血液，全面开通内脏微循环，为内脏健康注入充足的正能量。

卧姿，两腿分开仰卧，双臂平放两侧，做以下六种抻体动作：

a.向下抻（抵会阴）：动作如同拔落腹腔之中的落法。

[动作要领] 以心口窝为主导，腰椎、胸廓、腹肌与髋部配合，持续向下落。

［**动作方法**］以双肩与两肘支撑，使髋部微微脱离床面；腰椎向下挤、胸廓向下压、腹肌向下坠、髋部向两侧展开，配合心口窝向下落，抵向会阴部【图4-7】，将动作持续5~6秒钟，同时均匀呼气；还原，深吸气3~5秒钟。之后做下一个动作。

［**作用说明**］首先下抵会阴，可以驱除脏腑污秽；通过向下落的方式，形成腹腔持续性正压力，缩减内脏容积，清除内脏积滞的陈旧血液；改善内脏血液质量，驱除脏腑生理垃圾与有害物质。

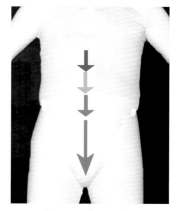

【图4-7】向下抻

b.左肩-右髋斜抻：左肩向左上方斜方向抻牵，右髋向右下方抻牵，形成的左-右斜抻势态。

［**动作要领**］以心口窝为主导，胸廓、右肩、腰椎与左髋配合。

［**动作方法**］端起心口窝，右肘撑床；右肩微微上翘，左肩协助心口窝，沿中极穴向左上方拔提，右髋向右下方抻牵，形成斜向相对抻拔【图4-8】，抻到尽头处持续5~6秒钟，同时均匀呼气；还原，深吸气3~5秒钟。之后做下一个动作。

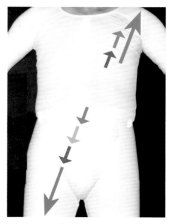

【图4-8】左肩-右髋斜抻

［**作用说明**］通过斜向对抻的方式，形成腹腔持续性负压，充分扩展三腔内脏容积，全面更新内脏血液，改善内脏微循环，拯救内脏休眠细胞，化解内脏损伤。

c.右肩-左髋斜抻：右肩向右上方斜抻，左髋向左下方斜抻。

［**动作要领**］以心口窝为主导，胸廓、右肩、腰椎与左髋配合，形成右-左斜向抻牵动作。

［**动作方法**］端起心口窝，左肘撑床；左肩微微上翘，右肩协助心口窝，沿中极穴向右上方拔提，左髋向左下方抻牵，形成斜向相对抻牵【图4-9】，抻到尽头处持续5~6秒钟，同时均匀呼气；还原，深吸气3~5秒钟。之后做

下一个动作。

[**作用说明**] 通过斜向对抻的方式，形成腹腔持续性负压，充分扩展三腔内脏容积，全面更新内脏血液，改善内脏微循环，拯救内脏休眠细胞，化解内脏损伤。

d.左抻上腹：沿上腹向左持续抻牵的动作。

[**动作要领**] 胸廓、腰椎与腹肌共同配合膈，沿胸口向左抻牵。

[**动作方法**] 端起心口窝，将胸廓与腰椎同步向左移、腹肌向左撑、心口窝向左顶，沿胸口向左抻【图 4-10】，抻到尽头处持续 5~6 秒钟，同时均匀呼气；还原，深吸气 3~5 秒钟。之后做下一个动作。

[**作用说明**] 上腹是包括肝、肾、脾、胰腺、胃等诸多重要脏器在内的区域，通过左抻上腹，使腹腔自右向左形成持续性负压，扩展诸多内脏容积，改善重要内脏微循环，实现化解内脏损伤的效果。

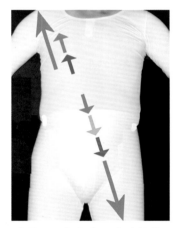
【图 4-9】右肩 - 左髋斜抻

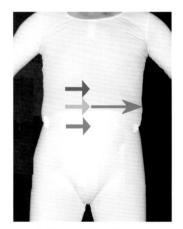
【图 4-10】左抻上腹

e.右抻上腹：沿上腹向右持续抻牵。

[**动作要领**] 胸廓、腰椎与腹肌共同配合膈肌，沿胸口向右抻牵。

[**动作方法**] 端起心口窝，将胸廓与腰椎同步向右移、腹肌向右撑、心口窝向右顶，沿胸口向右抻【图 4-11】，抻到尽头处持续 5~6 秒钟，同时均匀呼气；还原，深吸气 3~5 秒钟。之后做下一个动作。

［**作用说明**］有益于改善肝、肾、脾、胰腺、胃等诸多重要脏器微循环，化解久坐危害。

f.向上抻拔：动作如同拔落腹腔之中的拔法。

［**动作要领**］以心口窝为主导，胸廓、双肩与腹肌配合，向上拔提。

［**动作方法**］端起心口窝，以髋部与两肘支撑，使上体微微脱离床面；胸廓向上撑、双肩向上提、腹肌向上顶、配合心口窝，沿神阙穴垂直向上拔提【图4-12】，拔到尽头处持续5~6秒钟，同时均匀呼气；还原，深吸气3~5秒钟。之后以同样方法再从头做一次。

［**作用说明**］通拔提胸廓的方式，向上拓展三腔，使之形成持续性负压，充分扩展内脏容积，全面更新内脏血液，改善内脏微循环，实现化解内脏损伤的效果。

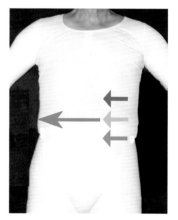
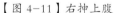
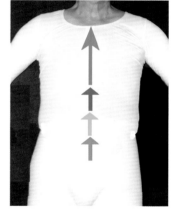

【图4-11】右抻上腹　　　　　　【图4-12】向上抻拔

2.晨起保健

晨起保健是指人们起床之后进行的内脏保健，包括催便、减肥、晨练后保健等。

（1）晨起催便

晨起催便是催生便意、实现晨起排便与早饭后排便的有效方法，同时也具有良好的保健内脏功效。做一个催便组合，便可以很快实现排便活动。催便组合的动作，可以按照自己的需要选择并编排动作组合，以催便四动作为例。

催便四动作包括：①慢转腹腔，请参照【图4-13】，做30圈；②拔腹收肛，请参照【图4-14】，做6次，每次5~6秒钟；③绕脐飞燕，请参照【图4-15】，做8次；④下腹右抻左串，请参照【图4-16】，串动30次。

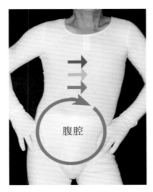

【图4-13】慢转腹腔

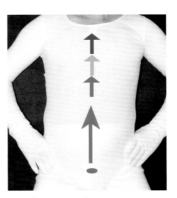

【图4-14】拔腹收肛

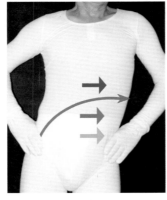

【图4-15】绕脐飞燕

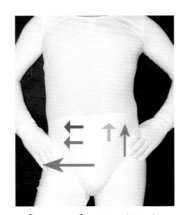

【图4-16】下腹右抻左串

（2）晨起减肥

晨起后，人体的代谢加快，需要动员体内蓄积能力，让人产生饥饿感，此时正是减肥的最佳时机。做一遍"减肥操"，可望激活脂肪酶，促进腹腔脏器脂肪代谢，减除腹部脂肪。

减肥操共 5 节，大约用时 5 分钟，前四节与内脏运动操相同，均将 4 个 8 拍改成 8 个 8 拍；第五节操是 "慢转腹腔"【图 4-13】，也做 8 个 8 拍。

（3）晨练后保健

许多朋友喜欢跑步、做操、跳舞等晨练运动，晨练方法虽然多种多样，不一定都能充分运动内脏，改善内脏供血，而晨练之后，若能做一遍 "内脏运动操"，则可以保健内脏。

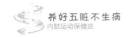
索引　常用动作方法与技巧